AF247752

...UR DE L'UTÉRUS

...SSE, L'ACCOUCHEMENT

ET LES SUITES DE COUCHES

PAR

LE DOCTEUR L.-A. DEMELIN

Ancien interne en médecine et en chirurgie des hôpitaux de Paris
et des Maternités de l'Hôpital Tenon et de la Pitié,
Médaille de bronze de l'Assistance publique.

PARIS

IMPRIMERIE DE LA FACULTÉ DE MÉDECINE

A. DAVY, Successeur de A. Parent

52, RUE MADAME ET RUE CORNEILLE, 3

1888

DOCUMENTS POUR SERVIR A L'HISTOIRE

ANATOMIQUE ET CLINIQUE

DU

SEGMENT INFÉRIEUR DE L'UTÉRUS

PENDANT LA GROSSESSE, L'ACCOUCHEMENT

ET LES SUITES DE COUCHES

DOCUMENTS POUR SERVIR A L'HISTOIRE

ANATOMIQUE ET CLINIQUE

DU

SEGMENT INFÉRIEUR DE L'UTÉRUS

PENDANT LA GROSSESSE, L'ACCOUCHEMENT

ET LES SUITES DE COUCHES

PAR

LE DOCTEUR L.-A. DEMELIN

Ancien interne en médecine et en chirurgie des hôpitaux de Paris
et des Maternités de l'Hôpital Tenon et de la Pitié,
Médaille de bronze de l'Assistance publique.

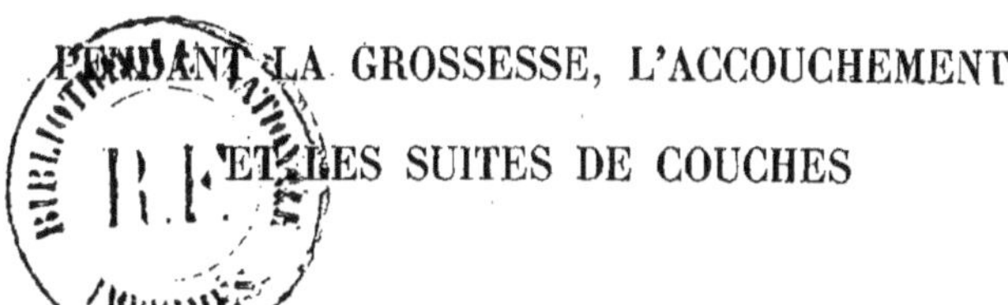

PARIS

IMPRIMERIE DE LA FACULTÉ DE MÉDECINE

A. DAVY, SUCCESSEUR DE A. PARENT

52, RUE MADAME ET RUE CORNEILLE, 3

1888

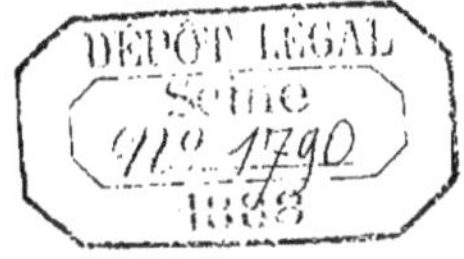

AVANT-PROPOS

Ce travail a été commencé en 1886 dans le service de M. le Dr Bar, dont nous étions alors l'interne. Notre maître a bien voulu nous faire profiter de quelques-unes de ses recherches sur le segment inférieur de l'utérus et nous aider de ses conseils dans l'éxécution de notre thèse.

Nous l'avons continuée pendant l'année 1887, sous la direction de M. le Dr Maygrier, et nous avons recueilli dans son service d'intéressantes observations.

Entre temps parurent les excellentes monographies de notre collègue Varnier et de M. le Dr Blanc ; elles vinrent restreindre notre tâche et aussi la faciliter. Nous avons tenu cependant à leur faire le moins d'emprunts possible, jugeant inutile de répéter ce que leurs auteurs avaient si bien dit.

C'est pourquoi nous passerons sous silence un certain nombre de chapitres et, en particulier, l'historique de la question.

Nous avons divisé notre thèse en deux parties : dans la première sont exposées quelques considérations anatomiques ; dans la seconde, le segment inférieur de l'utérus est étudié au point de vue clinique et, successivement, pendant la grossesse, l'accouchement normal et pathologique, la délivrance et les suites de couches.

Loin de nous la pensée de faire un travail d'ensemble sur un aussi vaste sujet : notre but a été seulement de présenter quelques observations relatives à un point de l'obstétrique controversé et à l'ordre du jour.

L'occasion s'offre à nous de remercier nos chefs de service : nous espérons que, sous l'inévitable banalité de la forme, ils voudront bien apprécier la sincérité de nos sentiments.

M. J. Championnière nous a témoigné une sollicitude inoubliable. Dire bien haut que nous lui devons beaucoup, est malheureusement la seule preuve que nous puissions lui donner aujourd'hui de notre attachement dévoué.

Que nos maîtres, MM. Bar et Maygrier, soient assurés de notre vive reconnaissance pour la bienveillance dont ils ont toujours usé à notre égard et, en particulier, pour les précieux documents que, grâce à eux, nous avons pu reproduire dans ce travail.

Nous n'avons garde oublier que nous devons plusieurs observations à l'obligeance de MM. Budin, Porak et Doléris.

Nous remercions encore MM. Delens, Landrieux et Auvard dont nous avons été l'interne, MM. les professeurs Dieulafoy et Farabeuf, MM. les Dr Raymond, Besnier, Péan, Abadie, nos autres maîtres.

Nous prions M. le professeur Tarnier d'agréer l'expression de notre respectueuse gratitude pour l'honneur qu'il nous a fait en acceptant la présidence de cette thèse.

ANATOMIQUE ET CLINIQUE

DU SEGMENT INFÉRIEUR DE L'UTÉRUS

PENDANT LA GROSSESSE, L'ACCOUCHEMENT

ET LES SUITES DE COUCHES.

CONSIDÉRATIONS ANATOMIQUES

Définitions.

Du segment inférieur considéré dans ses limites, ses rapports, sa texture musculaire. De quelques modifications qu'il subit à ce triple point de vue pendant la grossesse, l'accouchement et les suites de couches.

De la surface interne du segment inférieur. Caractères de sa muqueuse. Origine de ce segment. Examen rapide des diverses théories émise à ce sujet.

L'utérus gravide présente à considérer :

1° Une cavité qui se dilate et s'agrandit d'autant plus que l'œuf qu'elle contient augmente de volume. C'est la cavité utérine, partout tapissée par la caduque.

2° Au-dessous se trouve un appendice cylindroïde, le col, circonscrivant un canal étroit non revêtu de caduque : le canal cervical, qui communique en bas avec le vagin par son orifice externe, en haut avec la cavité utérine par son orifice interne.

Vers la fin de la grossesse, sur une coupe verticale, la paroi de la cavité utérine n'offre pas partout la même épaisseur : assez mince vers le fond, elle se renfle à la partie moyenne, pour diminuer sensiblement ensuite en se rapprochant du col. Ces variations d'épaisseur permettent de diviser la cavité utérine en trois zones : les deux zones supérieures réunies constituent le corps de la matrice proprement dit ; la troisième méritait déjà d'attirer l'attention au seul point de vue anatomique : elle est étudiée sous le nom de segment inférieur de l'utérus.

Donc l'organe gestateur comprend en réalité pendant la grossesse trois départements distincts qui, dans leur ordre de superposition, sont, de haut en bas, le corps, le segment inférieur, le col.

LIMITES DU SEGMENT INFÉRIEUR

Elles sont assez complexes à établir. Nous nous bornerons pour le moment à les indiquer sommairement, quitte à y revenir plus tard avec plus de détails.

Pendant la grossesse, le segment inférieur a la forme d'une calotte sphérique, à convexité dirigée en bas, et à laquelle est appendu le col ; vu par sa face interne, il revêt l'aspect d'une sorte d'entonnoir dont le fond est marqué par un orifice fermé à cette époque : c'est l'orifice interne du col. Celui-ci répond exactement à l'endroit où la muqueuse cervicale cesse d'exister pour faire place à la caduque : il fixe ainsi d'une manière précise les bornes du col et du segment inférieur. Nous reviendrons plus tard sur chacun de ces points. En bas, on peut donc se servir de la muqueuse pour distinguer ce qui appartient au segment inférieur d'avec ce qui constitue le col. A la partie supérieure, la muqueuse ne suffit plus : il faut chercher d'autres limites.

Dans les deux tiers supérieurs de la cavité utérine, l'œuf est assez intimement uni à la paroi de l'organe gestateur ; en bas, au contraire, les adhérences de l'un à l'autre sont beaucoup moins prononcées : le décollement du pôle inférieur de l'œuf commen-

cerait précisément aux confins du segment inférieur et du corps
de l'utérus proprement dit. Tel serait un premier moyen de délimiter ces deux régions.

Un second point de repère est donné par l'adhérence du péritoine au muscle utérin; cette adhérence n'est pas partout la
même : très solide en haut, elle est au contraire très peu prononcée en bas. Le point où la solidarité de la séreuse et du muscle
commence à devenir moins intime, marque, pour certains auteurs,
la limite supérieure du segment inférieur.

De plus, à ce niveau, ou plutôt immédiatement au-dessous de
la ligne dite d'insertion fixe du péritoine, on remarque, sur une
coupe verticale, que la paroi musculaire commence à s'amincir.
Cette diminution d'épaisseur, lente et progressive pendant la
grossesse, est au contraire plus brusque pendant et après le travail. Nous avons vu plus haut que la paroi utérine, à ne considérer que son épaisseur, peut être divisée en trois zones : supérieure, moyenne et inférieure. C'est à l'union de ces deux
dernières que se formera, au moment de l'accouchement, un bourrelet plus ou moins saillant qui contribue à délimiter en haut le
segment inférieur. Ce bourrelet a reçu des noms différents : on
l'appelle orifice de Braun, anneau de Bandl, anneau de contraction
de Schröder, second orifice interne de Scanzoni, etc. Les anciens
auteurs, entre autres Guillemot, Baudelocque et Mme Boivin, en
connaissaient l'existence et l'importance au point de vue clinique.

Enfin, sur une coupe verticale de l'utérus, on trouve une veine
transversalement dirigée, cheminant aussi bien dans l'épaisseur
de la paroi postérieure que de l'antérieure : c'est la veine de
Kranz. Elle est située au même niveau que l'anneau de contraction.

Ainsi, ligne de solide attache du péritoine, veine de Kranz, point
où l'œuf cesse d'être intimement uni à la paroi utérine dans les
derniers temps de la gestation, anneau de Bandl pendant le
travail, voilà autant de particularités qui limitent en haut le segment inférieur.

I. *Du segment inférieur de l'utérus pendant la grossesse*

A. RAPPORTS.

a) En avant. Péritoine et vessie.

1° Jusqu'où descend le cul-de-sac séreux vésico-utérin?

2° Quelles sont les adhérences de la vessie à l'utérus ?

3° Quelles sont les adhérences du péritoine au segment inférieur?

Telles sont les différentes questions que nous devons passer en
revue.

1° Cul-de-sac séreux vésico-utérin.

D'après Sappey, en dehors de la grossesse, le péritoine descend
jusqu'à l'union du tiers supérieur du col avec le tiers moyen : il
recouvre la moitié supérieure de la portion sus-vaginale. M.Sappey
a vu la séreuse descendre jusqu'à la partie moyenne, jusqu'au
tiers inférieur du col, et même, dans deux cas, jusque sur l'origine de la paroi antérieure du vagin. La multiparité jouerait un
rôle dans l'abaissement du cul-de-sac péritonéal (1).

Pour Schröder, Hart et Barbour (2) etc.,la réflexion du péritoine
se fait juste à l'union du corps et du col : celui-ci n'est donc pas
recouvert par la séreuse et, dans toute sa portion sus-vaginale,
il n'est séparé de la vessie que par du tissu cellulaire.

Pendant la grossesse, Kohlrausch, Küstner etc., suivant l'opinion de Schröder, fixent le lieu de la réflexion du péritoine à la
limite supérieure du col. Tout le segment inférieur serait donc
tapissé en avant par le péritoine; mais la séreuse ne recouvrirait
pas la moindre partie du col. C'est ce qui est très-nettement
figuré sur une des récentes planches de Waldeyer (3).

(1) *Sappey.* — Anat. descrip. tome IV, p. 755, 3e édit.
(2) Traité de gynécologie.
(3) *Waldeyer*. Bonn, 1868.

Nous avons examiné ce point particulier et nous croyons que, pendant la grossesse, le travail et les suites de couches, le péritoine descend très-bas vers le vagin et qu'il recouvre une partie importante de la face antérieure du col.

Nous n'avons qu'une autopsie de femme morte pendant la grossesse : aussi nous nous garderions de conclure d'après ce seul fait, si nous n'avions observé les mêmes particularités sur des sujets ayant succombé au moment de l'accouchement ou peu après la délivrance.

Dans l'observation I, il s'agit d'une femme morte à 6 mois 1/2 de grossesse. Après avoir incisé la paroi abdominale antérieure de manière à respecter le cul-de-sac séreux vésico-utérin, la symphyse pubienne a été sectionnée avec précaution ; les deux pubis écartés autant que possible, la vessie a été ouverte par sa face antérieure ; puis le fond du cul-de-sac vaginal antérieur d'une part, celui du cul-de-sac péritonéal vésico-utérin d'autre part, ont été déterminés avec les plus grands ménagements ; ils ont été ensuite fixés dans leurs rapports respectifs par des épingles plantées dans le col à travers la paroi postérieure de la vessie ; les organes ont alors été enlevés en masse de la cavité abdominale et la situation des épingles par rapport aux culs-de-sac vaginal et séreux a été vérifiée. Enfin la dissection a été faite.

La séreuse se réfléchissait du col de l'utérus sur la vessie à 12 millimètres au-dessus du cul-de-sac vaginal antérieur. Sur cet utérus, le col avait son entière longueur, sans le moindre début de travail : il mesurait 38 millimètres de son orifice interne à son orifice externe. La portion vaginale du col avait 12 millimètres de haut : il s'ensuit que le péritoine tapissait la face antérieure du col dans une étendue égale à $38 - (12 + 12) = 14$ millimètres.

Dans les chapitres où il sera traité des rapports de l'utérus pendant l'accouchement et pendant les suites de couches, nous aurons soin de revenir sur cette question du point où se réfléchit le péritoine en passant du col sur la vessie.

2° Quelles sont les adhérences de la vessie avec l'utérus gravide ?

Dans l'observation I, entre l'insertion vaginale du col et le cul-de-sac péritonéal vésico-utérin, la vessie, sur un territoire de 12 millimètres, était en rapport direct avec le col utérin : elle lui était unie par du tissu cellulaire remarquablement lâche. Ces adhérences intervésico-utérines étaient assez peu prononcées pour que l'on pût éloigner de 1 centimètre la paroi vésicale d'avec le col de l'utérus, sans rien dilacérer.

Nous nous réservons de revenir sur ce point particulier à propos du travail et des suites de couches. Nous nous contenterons de dire. dès à présent que les adhérences celluleuses intervésico-utérines, déjà peu résistantes à l'état de vacuité, deviennent extrêmement faibles, pour ainsi dire nulles, du fait de la gestation.

Nous verrons plus tard comment une pareille laxité est compatible avec les déplacements que subit la vessie chez une femme enceinte. Bornons-nous à les mentionner maintenant, ils rentrent dans l'étude des rapports du réservoir urinaire avec le segment inférieur de l'utérus.

Au début de la grossesse, comme dans l'état de vacuité, l'utérus peut être séparé de la vessie vide d'urine par des anses intestinales. A mesure que la matrice augmente de volume, son segment inférieur a de moins en moins l'occasion d'être en rapport avec l'intestin, et la vessie, en se remplissant, s'applique directement contre la paroi antérieure de l'utérus : elle en est seulement séparée par le profond cul-de-sac du péritoine.

Mais dans les derniers temps de la gestation, elle se déplace encore, même lorsqu'elle ne contient pas d'urine. « La vessie, entraînée en haut et pressée contre les pubis, s'élève au-dessus du détroit supérieur, s'étend transversalement et tire en haut l'urèthre, qui se redresse et se cache derrière la symphyse des pubis (Jacquemier) (1). »

3º Quelles sont les adhérences du péritoine avec le segment inférieur de l'utérus ?

Nous avons vu plus haut que, dans les régions de l'utérus situées au-dessus du segment inférieur, le péritoine est solidement uni à

(1) Manuel d'acc. 1846.

la couche musculaire : arrive un moment où, en descendant vers
le col, la séreuse devient plus facile à détacher ; la limite de ses
adhérences intimes est marquée par une ligne transversale (aussi
bien sur la face postérieure que sur la face antérieure de l'utérus) :
c'est la ligne de solide attache du péritoine. D'après Küstner,
Thiede, Ruge, Léopold, Hofmeier, Waldeyer et M. Pinard, elle
borne en haut le segment inférieur. Au-dessous d'elle la séreuse
est faiblement unie à la paroi musculaire : c'est un fait sur lequel
Hofmann avait un des premiers attiré l'attention. Le tissu cellulaire sous-séreux est d'autant plus lâche qu'on se rapproche davantage du col.

Hofmeier (1) cite un cas où il put disséquer un utérus au troisième mois de la grossesse : à cette époque, les connexions du
péritoine avec le muscle utérin, différentes en haut et en bas,
permettaient déjà de distinguer deux régions à l'organe gestateur ;
la ligne d'insertion fixe de la séreuse se trouvait à 3 centimètres
au-dessus de l'orifice interne du col. Cette mensuration, comme
les suivantes, a été prise en appliquant le ruban métrique sur la
surface extérieure de l'organe.

Dans d'autres observations du même auteur, on note que cette
ligne de solide attache du péritoine se trouvait au 6ᵉ mois à 4 centimètres et demi au-dessus de l'orifice interne du col ; au 7ᵉ mois
à 5 centimètres ; au 9ᵉ mois à 5 et 7 centimètres. Dans notre
observation I (utérus de 6 mois 1/2), c'était à 55 millimètres au-
dessus de l'orifice interne.

Ainsi la ligne d'insertion fixe du péritoine semble s'éloigner
d'autant plus de la limite supérieure du col que la grossesse
approche plus de son terme.

Sur le segment inférieur, le péritoine est donc faiblement uni
au tissu sous-jacent pendant la grossesse.

b.) Rapports du segment inférieur en arrière.

Le péritoine recouvre comme en avant toute la hauteur du
segment inférieur et descend jusque sur le vagin ; ces rapports

(1) *Hofmeier.* — Bonn. 1886.

de la séreuse avec le conduit vaginal sont les mêmes que dans l'état de non gravidité où ils sont bien connus (Sappey, Pirogoff, etc.).

Relativement à l'adhérence du péritoine avec les tissus sousjacents, il n'y a rien à changer à ce qui a été dit pour la face antérieure.

Claudius et, plus récemment, Henke ont écrit qu'il n'y a pas d'anse intestinale qui s'engage derrière l'utérus gravide dans le cul-de-sac de Douglas. Cela est vrai sur le cadavre non congelé. Kölliker pense le contraire et, avec lui, les gynécologistes Simpson, Barbour, B. Hart. L'opinion de ces derniers auteurs doit être vraie pour la femme vivante, en raison de l'antéversion naturelle de l'utérus gravide (Schröder).

c) Rapports du segment inférieur sur les côtés.

A droite et à gauche sont les ligaments larges ; entre les deux feuillets qui les constituent, rampe de chaque côté l'artère utérine. Nous avons injecté (1) les vaisseaux artériels d'un utérus au 6ᵉ mois de la grossesse (observ. I) et nous avons observé ce qui suit.

L'artère utérine, remplie de matière à injection, a environ 5 millimètres de diamètre près du col. Elle monte en restant à 1 centimètre environ du bord de l'utérus. Elle envoie tantôt en avant, tantôt en arrière, vers les parois correspondantes du segment inférieur, de fines artérioles qui, distendues par le suif, ont en moyenne un millimètre de diamètre, et qui sont à peu près au nombre de six. De chaque côté, à 5 centimètres au-dessus de l'orifice interne du col, on voit deux collatérales d'un calibre plus élevé que les précédentes (2 millimètres environ) partir transversalement de l'artère utérine et pénétrer dans la paroi musculaire. Ces artères forment ainsi une sorte de cercle vasculaire qui est sensiblement

(1) Nous remercions notre collègue Villemin, prosecteur de la Faculté, pour l'aide qu'il nous a donnée dans cette préparation.

au même niveau que le point où les membranes de l'œuf commencent à se laisser plus facilement décoller. C'est au même endroit que la coupe verticale permet de voir dans l'épaisseur de la paroi musculaire un sinus d'un volume plus considérable que les voisins (veine de Kranz).

La présence de vaisseaux importants à la limite du corps et du segment inférieur est signalée par beaucoup d'auteurs et en particulier par Bandl.

On trouve donc à ce niveau une veine et plusieurs troncs artériels perpendiculaires à l'axe de l'utérus ; les artères forment une sorte de cercle comparable à celui qui a été décrit par Huguier en dehors de la grossesse, à l'union du corps et du col, et dont les chirurgiens connaissent l'importance.

Il y aurait lieu de faire de nouvelles recherches pour déterminer si le cercle artériel que nous venons de décrire dans l'utérus gravide répond ou non à celui de Huguier.

B. Texture musculaire.

Quelle est l'épaisseur de la paroi musculaire, quelle est sa structure au niveau du segment inférieur pendant la grossesse ?

On sait que la paroi utérine s'amincit d'autant plus que la grossesse approche du terme. Ce fait, signalé déjà par Mauriceau et Levret, a été maintes fois vérifié par Regnaud, Saviard, M. Tarnier, M. Pinard, etc.

Les observations d'Hofmeier donnent les chiffres suivants :

1° Utérus gravide de trois mois.

Epaisseur moyenne de la paroi cervicale	16 mill.
— de la paroi au segment inférieur	11 —
— — à l'attache fixe du péritoine	15 —
— — au-dessus de l'attache fixe	15 —

2° Utérus gravide au 7° mois.

Hauteur totale de l'utérus   23 cent

Hauteur du segment inférieur, mesurée sur la paroi
extérieure . . . . 5 cent.
Epaisseur de la paroi cervicale . . . . 17 mill.

—	—	du segment inférieur	5 —
—	—	à l'attache solide du péritoine	8 —
—	—	vers le milieu du corps	10 —
—	—	au fond	8 —

3° Utérus gravide au 9e mois.

Hauteur totale de l'utérus . . . . 255 mill.
— du segment inférieur . . . . 5 cent.
Epaisseur de la paroi vers le milieu du corps . . 7 mill.

| — | — | au fond | 7 — |
| — | — | au segment inférieur | 4 — |

Dans notre observation I, nous avons trouvé sur un utérus
gravide à 6 mois 1/2 et haut de 255 millimètres :

Epaisseur maxima vers le tiers moyen de la cavité
utérine . . . . 17 mill.
Epaisseur minima au segment inférieur . . . . . 10 —
— au niveau de l'attache solide du péritoine . 13 —

Ainsi le segment inférieur de l'utérus est toujours la région où
la paroi musculaire s'amincit le plus. Pour cette même région, la
diminution d'épaisseur se fait progressivement de haut en bas, et
non brusquement. A la fin de la grossesse, on peut observer un
minimum de 5, 4 et 2 millimètres.

A l'endroit où le péritoine devient plus adhérent au tissu sous-
jacent, c'est-à-dire à la limite supérieure du segment inférieur, la
paroi est un peu plus épaisse qu'au-dessous. Mais, en général, elle
augmente insensiblement de bas en haut vers le corps proprement
dit et on n'observe pas le plus souvent, pendant la grossesse, de
saillie circulaire, de bourrelet musculaire, d'anneau de Bandl pour
délimiter nettement en haut le segment inférieur. La variation
d'épaisseur à cette époque est, répétons-le, progressive et non
pas brusque (Waldeyer, etc.).

Eu égard à la structure proprement dite, les fibres lisses sont rassemblées en lamelles étroites superposées et dirigées obliquement de haut en bas et de la face externe vers la face interne du segment inférieur. Ces lamelles sont réunies par des travées connectives parallèles entre elles et formant avec les lames musculaires des figures losangiques très allongées. Telle est la description de Ruge (1), qui avait repris les travaux d'Hofmann.

Hofmeier (2) insiste sur ce que la structure musculaire est la même sur le corps de l'utérus et sur le segment inférieur. Celui-ci, plus mince, contient seulement un moins grand nombre de lamelles musculaires et les présente plus lâchement unies, entre elles et avec le péritoine. Tout autre est la texture du col, qui est formé par un tissu feutré, serré, indivisible.

Ainsi, complètement distinct du corps par sa texture, le segment inférieur se rapproche beaucoup, à ce point de vue, du corps proprement dit. Il en diffère par sa minceur et par les connexions qu'il a avec le péritoine.

En résumé, pendant la grossesse, le segment inférieur est limité.

En bas, par l'orifice interne du col qui, comme nous le verrons plus tard, est fermé à cette époque ;

En haut par la ligne d'insertion fixe du péritoine, la veine de Kranz et le cercle artériel, sans compter les modifications de la surface muqueuse et ses rapports avec les membranes de l'œuf, qui seront examinés plus loin.

Nous omettons à dessein la paroi musculaire, dont la dégradation est insensible de haut en bas et qui ne présente ni bourrelet ni anneau capable de séparer nettement le segment inférieur d'avec le corps. Ce bourrelet, cet anneau n'apparaîtra nettement que pendant ce travail, et la différence d'épaisseur entre le muscle du corps et celui du segment inférieur ne sera bien tranchée qu'après l'expulsion du fœtus.

(1) *Ruge.* Zeitschrift f. G. B. V, H. 2.
(2) *Schröder*, *Stratz*, *Hofmeier.* Bonn. 1886.

Demelin   2

II. *Utérus pendant l'accouchement.*

Nous verrons plus tard que la hauteur du segment inférieur augmente pendant le travail et que, à ce moment, l'anneau de Bandl devient très appréciable au moment des contractions. Sur la table d'autopsie, l'aspect est cependant le même que dans le cours de la grossesse, sauf exception, c'est-à-dire que, sur une coupe de la paroi, on ne voit pas de bourrelet circulaire soulevant la surface muqueuse.

L'anneau de contraction remonte, disons-nous, pendant le travail : il est alors toujours au-dessus du détroit supérieur (Schröder et Stratz, Frommel) (1). Le segment inférieur est donc en rapport en avant avec la paroi abdominale antérieure, quand la vessie est vide. Nous rechercherons plus tard sur quelle étendue se fait ce rapport.

Nous n'insisterons ici que sur les connexions de la vessie et du péritoine avec l'utérus.

En dehors de la grossesse, le tissu cellulaire intervésico-utérin est peu dense et peu serré : cette disposition a été mise à profit par Jobert de Lamballe pour l'opération de la fistule vésico-vaginale.

Dans les hysterectomies vaginales, abstraction faite des cas où le cancer a envahi à la fois l'utérus et la vessie, celle-ci est toujours facilement décollée (Thèse de Gomet, Richelot, Péan etc.).

Les adhérences du réservoir urinaire à la matrice non gravide sont quelquefois nulles : rappelons que le professeur Sappey a vu deux fois le péritoine descendre jusque sur le vagin, séparant ainsi complètement les deux viscères ; notons encore que, d'après cet anatomiste, la multiparité doit être mise en cause pour expliquer l'abaissement du cul-de-sac séreux.

La vessie peut encore se détacher du col utérin lorsque la ma-

(1) Ætiologie und Therapie der Uterusruptur. Z. f. g. BdV, p, 400.

trice est renversée en arrière (Schröder et Stratz); vide, elle fait
une saillie en avant et au-dessus du pubis dans les cas de rétro-
version de l'utérus gravide (Hart et Barbour).

A l'état normal et de non gravidité, la vessie vide est dans le
petit bassin, entre le col et la symphyse. Exceptionnellement, elle
remonte, même sans contenir d'urine, et vient se placer derrière
la paroi abdominale antérieure. Lors d'une ovariotomie, Schröder
a une fois incisé la vessie : ce réservoir était vide et n'adhérait
pas aux organes voisins.

Il serait étonnant que la vessie, déjà peu fixée à l'utérus non
gravide, ne devînt pas plus indépendante encore à l'occasion de la
grossesse.

Nous avons vu (obs. I) que, pendant la gestation, le tissu conjonctif intervésico-utérin est très lâche.

Au moment du travail, où se trouve le réservoir urinaire lorsqu'il est vide? Que deviennent les adhérences intervésico-utérines
et le cul-de-sac péritonéal vésico-utérin ?

D'abord, la vessie n'est plus exactement sur la ligne médiane :
elle devient asymétrique, empiétant d'un côté plus que de l'autre
(Halliday Croom et obs. II).

De plus, même lorsqu'elle est vide, elle est située au-dessus de
la symphyse pubienne, derrière la paroi abdominale antérieure :
elle est donc remontée (Hart et Barbour). Voici comment B. Hart
explique cette ascension : Sous l'influence du travail, l'anneau de
Bandl remonte au dessus du détroit supérieur, entraînant avec lui
la paroi du segment inférieur, qui s'allonge; les adhérences qui
unissent l'utérus et la vessie sont, par la même occasion, attirées
vers le haut et déplacent dans le même sens le réservoir urinaire.
Cela suppose une certaine solidité, une certaine résistance des
tractus celluleux intervésico-utérins.

Voici ce que nous avons constaté dans quatre autopsies de
femmes mortes pendant le travail (obs. II, III, IV, XLIV). En ayant
soin, comme dans l'observation I citée plus haut, de ne pas mo-
difier les rapports, nous avons observé que la réflexion du péritoine se faisait entre la vessie et l'utérus, à 1 centimètre, 1 cen-

timètre 1/2, 2 centimètres au plus, au-dessus de l'insertion vaginale du col. En outre, le tissu cellulaire intervésico-utérin était chaque fois remarquablement lâche, si lâche qu'on pouvait, sans le déchirer, éloigner la paroi vésicale postérieure de la surface du col correspondante; si lâche qu'un doigt placé dans le cul-de-sac séreux pouvait passer entre la vessie et le col et venir au contact d'un autre doigt insinué dans le cul-de-sac vaginal antérieur ; les deux doigts n'étaient séparés l'un de l'autre que par la paroi vaginale doublée du péritoine.

Ainsi, de par la grossesse, le tissu conjonctif péri-cervical se ramollit comme le col lui-même; les adhérences celluleuses du col avec le réservoir urinaire perdent toute intimité : elles n'existent pour ainsi dire plus, tant elles sont devenues lâches et extensibles. La vessie a perdu un de ses moyens de fixité : elle ne conserve d'attache qu'avec l'ouraque d'une part, le vagin et l'urèthre d'autre part. Le gros volume de l'utérus distend la paroi abdominale antérieure ; l'ouraque est ainsi transformé en une sorte de corde tendue ; il empêche la vessie de descendre et d'être poussée en bas par la partie fœtale qui se présente. Celle-ci, la tête par exemple, chasse du détroit supérieur tout ce qui pourrait le rétrécir, la vessie en particulier. Le réservoir urinaire, qui n'est plus lié à l'utérus, glisse sur lui ; il est comme énucléé du petit bassin et remonte au-dessus du pubis, puisqu'il ne peut pas descendre à cause de l'ouraque. La cystocèle et le renversement du vagin sont ainsi évités.

Nous reviendrons encore sur ce point, en étudiant ce qui se passe après la délivrance.

Il reste à indiquer ici un détail qui, à notre connaissance, n'est pas mentionné dans les auteurs. Dans l'observation III, sur la face antérieure de l'utérus, nous avons rencontré à 6 centimètres 1/2 au-dessus de l'orifice externe du col, une ligne blanchâtre, transversale, courant d'un bord à l'autre de l'utérus et se perdant de chaque côté sur l'enveloppe péritonéale des ligaments ronds. Cette ligne blanchâtre appartient au péritoine ; elle est formée par l'adossement de la séreuse à elle-même, qui donne ainsi naissance à un pli très étroit ayant à peine 2 millimètres de hauteur. L'interprétation de ce fait sera donnée plus loin (voir page 25); notons seulement ici que la femme était multipare.

Au-dessous de ce repli séreux, le péritoine commence à être faiblement fixé à la paroi du segment inférieur.

Les autres considérations qui ont été faites sur l'utérus gravide peuvent prendre place ici ; nous ne ferons pas de redites.

Texture musculaire.

La paroi du segment inférieur est mince sur un utérus parturient (Obs. II, III, IV, XLIV). Si l'anneau de Bandl peut être perçu pendant la vie, on ne le retrouve pas en général sur le cadavre.

III. — *Utérus après l'accouchement.*

1° *Utérus dans les premiers jours qui suivent la délivrance. Conformation et limites du segment inférieur.* — « Le col, dit M. Duncan (1), aminci, épanoui, pour ainsi dire, allongé, contraste d'une façon remarquable avec le corps de l'utérus. L'accouchement terminé, en effet, le corps de l'utérus est devenu plus court; il est épaissi, ferme et dur, tandis que le col est allongé, aminci, ramolli. »

Dans un cas de Turner, rapporté par Duncan, l'utérus, disséqué peu après l'accouchement, mesurait en tout 19 centimètres de haut; le « col » avait 6 centimètres.

Ce soi-disant allongement du col après l'accouchement était connu de Levret, Douglas et particulièrement de Guillemot et de Mme Boivin (Duncan).

D'après Martin, le « col » observé dans les deux premiers jours après la délivrance mesure en moyenne 6 à 7 centimètres.

Ainsi l'utérus après l'accouchement est partagé en deux cavités

______

(1) *Duncan.* Mécanisme de l'acc. Trad. P. Budin.

distinctes : la supérieure comprend le corps et le fond : elle a des parois solides, résistantes, épaisses ; l'inférieure, formée par le « col », est un sac mou, flottant, un peu moins haut que le corps (Douglas, Mme Boivin, Baudelocque, Guillemot).

Les observations VI, VII, VIII, IX, XLV, XLVI, XLVII montrent bien cette forme de l'utérus divisé en deux régions peu de temps après l'accouchement. Sur une coupe verticale, la moitié supérieure de l'organe a des parois compactes, épaisses de 3 centimètres en moyenne ; la moitié inférieure est remarquable par la flaccidité et la minceur de ses parois qui mesurent au plus 8 ou 10 millimètres de la surface muqueuse à la surface péritonéale ; elle a de 5 à 7 centimètres de haut et correspond à ce que Baudelocque, Duncan, Martin, etc., décrivent sous le nom de col. La région supérieure, épaisse, correspond au corps proprement dit. Entre le corps et le soi-disant col, la limite est bien nettement accusée par le brusque épaississement de la couche musculaire.

Ce que les auteurs précédemment cités prenaient pour le col allongé est donc, en réalité, composé du col et du segment inférieur à la fois. Le col et le segment inférieur réunis constituent ce qu'on appelle le canal de Braune ou canal cervico-utérin. A sa limite supérieure, déjà fixée par le changement soudain que l'on observe dans l'épaisseur de la paroi musculaire, correspond la ligne d'insertion fixe du péritoine. C'est ce qui est noté par Schröder et Stratz, Hofmeier, B. Hart, et figuré sur une planche publiée par ce dernier (1).

Sur une coupe verticale, il est difficile de distinguer macroscopiquement le col d'avec le segment inférieur : tous deux sont minces, sans consistance ; ils se continuent l'un avec l'autre sans ligne de démarcation.

Du côté de la surface extérieure, nous verrons bientôt que le péritoine, en se réfléchissant de la vessie sur l'utérus, ne peut pas servir à fixer ces frontières en avant ; de même en arrière où,

(1) Edinburgh med. J., 1887.

comme l'on sait, la séreuse descend jusque sur le vagin. Il faut donc chercher ailleurs la limite des deux parties qui composent le canal cervico-utérin : on la trouvera du côté de la muqueuse.

En résumé, peu après la délivrance, le seul examen de la paroi fait voir où commence en haut le segment inférieur ; pour savoir où celui-ci se termine en bas, il faut s'adresser à d'autres moyens de diagnostic anatomique.

Rapports avec le péritoine et la vessie.

Le péritoine est d'autant moins adhérent à la paroi du segment inférieur qu'il se rapproche davantage du col. Dans l'observa-IX, on voit que, vers les points les plus déclives, la séreuse est extrêmement lâche, comme flottante sur le tissu sous-jacent ; à l'aide d'une pince, on peut, sans rien déchirer, faire un pli de 2 centimètres de hauteur au péritoine qui, sur une pareille étendue, s'applique à lui-même sans entraîner de fibres musculaires. Il semble qu'il y ait trop d'étoffe péritonéale pour la surface à recouvrir. Ce n'est pas à dire pourtant qu'à cette époque on observe des plis à la surface de l'organe gestateur ; en effet « sur l'utérus récemment débarrassé de son contenu, on ne trouve ordinairement aucune saillie, aucune dépression » (Duncan).

Cherchons maintenant où se trouve le cul-de-sac vésico-utérin et quels sont les rapports de la vessie avec l'utérus.

En faisant l'autopsie d'une femme sur laquelle Schröder avait pratiqué l'opération césarienne post mortem, Hofmeier a trouvé que la vessie était complètement détachée du col de l'utérus.

Dans les dissections que nous avons faites (Obs. VI, VII, VIII, IX, XLV, XLVI, XLVII), le cul-de-sac vésico-utérin se trouvait à 2 millimètres au moins, à 2 centimètres au plus, au-dessus de l'attache du vagin sur le col. Sur un petit espace de 2 millimètres au moins, la vessie était donc bien appliquée directement sur le col ; mais le tissu conjonctif interposé entre les deux organes était considérablement ramolli et relâché. On pouvait très facilement,

sans produire la moindre déchirure, écarter la paroi vésicale
postérieure du col utérin. Un doigt, introduit par le vagin jusque
dans le cul-de-sac vaginal antérieur, ne semblait séparé que par
quelques millimètres de tissus d'un autre doigt insinué au fond
du cul-de-sac séreux vésico-utérin. Chacun de son côté, ces deux
doigts rencontraient d'abord les faces de la vessie, glissaient sur
elle d'avant en arrière et venaient ensuite au contact derrière
le réservoir urinaire reporté en avant. Il existait donc derrière le
fond de la vessie un septum très mince, flottant, paraissant formé
par la paroi vaginale doublée seulement du cul-de-sac péritonéal
vésico-utérin ; ce septum s'étendait du fond de la vessie au col de
l'utérus ; il pouvait acquérir une longueur de deux travers de
doigt lorsqu'on écartait les deux viscères ; à droite et à gauche de
la ligne médiane, il contenait dans son épaisseur deux cordons
dirigés d'arrière en avant et de dehors en dedans vers la vessie,
qui leur donnait attache. La dissection a montré que ces deux
cordons étaient les uretères (Obs. VI).

La planche qui se trouve à la fin de cette thèse nous a été très
obligeamment prêtée par notre maître M. Bar ; elle fait partie
d'un ouvrage en préparation. Elle montre la vessie complètement
détachée de l'utérus et le péritoine recouvrant une partie de la
face antérieure du vagin : elle a été dessinée d'après nature, sur
des pièces préalablement congelées.

Ainsi, ou bien les adhérences intervésico-utérines ont complé-
tement disparu et alors le cul-de-sac péritonéal peut descendre
jusque sur le vagin, ou bien elles existent encore, séparant ainsi le
cul-de-sac séreux de la paroi vaginale ; mais, dans ce cas, elles
sont si faibles que la vessie est réellement détachée de l'utérus.

2° *Utérus* 15 *et* 30 *jours après la délivrance*. — M. Maygrier a
bien voulu nous faire profiter d'un fait qu'il avait observé à la
clinique d'accouchements. Il s'agissait d'une femme morte 15 jours
après avoir fait un avortement de 4 mois (Obs. XI). L'utérus
avait 9 centimètres de hauteur totale. A la coupe, les parois du
corps mesuraient 15 millimètres au maximum, celles du segment

inférieur 5 millimètres au maximum. Il n'existait pas de variation brusque dans l'épaisseur de ces parois, qui diminuaient insensiblement en descendant de la partie moyenne du corps vers le col. Rien ne permettaient de distinguer nettement le col d'avec le segment inférieur. Les parois de celui-ci n'avaient plus la flaccidité qu'elles présentent deux ou trois jours après la délivrance. Leur consistance était à peu près la même que celle du corps.

Le péritoine avait des connexions moins intimes avec le segment inférieur qu'avec le corps, mais néanmoins beaucoup plus solides que ce que nous avons vu peu après l'accouchement. Il tapissait toute la face postérieure de l'utérus. En avant, il se réfléchissait sur la vessie à 6 millimètres au-dessus de l'attache du vagin sur le col. Cette insertion vaginale se trouvait sur un même plan horizontal que l'orifice externe.

Dans les points les plus déclives de la face postérieure, on trouvait quelques froncements, quelques rides transversales parallèles entre elles, sillonnant le péritoine, et comparables à ce qu'a figuré Duncan dans ses leçons sur le mécanisme de l'accouchement.

Tous ces détails ont été retrouvés sur l'utérus d'une femme morte 30 jours après un accouchement à terme (Obs. XII).

Dans ces deux observations XI et XII, nous avons rencontré une disposition à rapprocher de ce qui a été décrit à la page 20.

A la face antérieure de l'utérus, vers les parties les plus élevées du segment inférieur, existe un repli transversal, formé par le péritoine; ce repli va d'un côté à l'autre de l'utérus; il a un bord adhérent situé à 35 millimètres (obs. XI), ou à 15 millimètres (obs. XII) au-dessus de l'orifice externe du col; son bord libre est flottant et dirigé en bas; sa hauteur, mesurée du bord libre au bord adhérent, est de 5 millimètres (obs. XI), de 6 millimètres (obs. XII) sur la ligne médiane; sur les parties latérales, elle diminue et le repli gagne en s'effilant l'enveloppe séreuse des ligaments ronds, où il disparaît.

Sur une coupe verticale intéressant la ligne médiane, on voi qu'il est formé par un double feuillet du péritoine. La séreuse, qui jusqu'alors était unie au muscle sous-jacent, s'en détache complètement ; puis, après avoir flotté librement sur une hauteur de 5 à 6 millimètres, elle remonte de la même étendue en s'adossant à elle-même pour regagner le point où elle avait quitté la paroi utérine ; à ce niveau, elle redevient adhérente, puis change de direction et descend alors, fixée de nouveau au tissu musculaire.

Le bord adhérent de ce repli séreux est situé un peu au-dessous du point où le péritoine commence à s'attacher solidement à 'utérus.

Nous avons vu ce repli une troisième fois, dans un cas où la femme succomba à des accidents qu'on avait d'abord rapportés à la fièvre typhoïde. L'autopsie démontra l'absence de lésions dothiénentériques ; mais il y avait dans l'utérus un polype qui, examiné au microscope par MM. Gombault et de Sinety, leur parut être du placenta. Malheureusement, ces histologistes n'ont pas trouvé les préparations suffisamment démonstratives pour pouvoir affirmer la nature placentaire du polype. Aussi nous ne relatons pas l'observation et nous n'y attachons pas une très grande importance. Il est néanmoins permis de supposer qu'il s'agissait là d'une phlébite utérine consécutive à un avortement(1).

Tout ce qui précède doit être rapproché du fait rapporté à la page 20, où l'on voit qu'un utérus parturient, appartenant à une multipare, a présenté aussi sur sa face antérieure un repli séreux transversal ; mais celui-ci n'avait, dans ce cas, qu'une hauteur minime (2 millimètres).

Quelle peut être l'interprétation de cette particularité anatomique ?

Quand l'utérus, débarrassé de l'œuf, a très sensiblement diminué de volume, le péritoine, préalablement distendu, se rétracte et revient aussi sur lui-même. Les premiers jours, l'élasticité de la séreuse est suffisante et fait tous les frais de cette

______

(1) L'observation et la pièce nous ont été procurées par notre collègue et ami Méry.

rétraction. Aussi n'existe-t-il pas de plis sur un utérus considéré à cette époque. Mais bientôt le péritoine ne peut plus suivre les tissus sous-jacents dans leur rapide régression : il est obligé de se replier sur lui-même.

Ce phénomène est comparable à ce qui se passe chez l'homme entre la vessie et le rectum quand le réservoir urinaire est vidé (Voir Sappey, Anat. descrip., t. IV, p. 565, 3ᵉ édit.). Le repli séreux ainsi formé diminue de hauteur à la longue, à mesure que l'involution utérine s'achève ; mais il ne disparaît peut-être pas complètement. Ainsi pourrait-on le retrouver dans une grossesse subséquente, sous la forme d'une ligne blanchâtre, transversale, telle qu'elle est notée dans l'observation III et page 20.

En un mot, chez les primipares, le péritoine serait fixé à la paroi de l'utérus gravide, sans faire le moindre pli ; après le premier accouchement, il s'adosserait à lui-même pendant les suites de couches et le repli ainsi formé ne disparaîtrait pas entièrement ; lors d'une nouvelle grossesse, la hauteur du repli se réduirait au minimum, la séreuse épuisant toutes ses ressources pour suivre l'utérus dans son augmentation de volume.

Y aurait-il là un signe anatomique et médico-légal permettant de reconnaître qu'une femme est multipare ? ou encore d'affirmer qu'un accouchement, et surtout qu'un avortement, a eu lieu depuis 1 ou 2 mois ? Nous n'avons pas assez d'observations pour conclure. Ajoutons qu'à l'état de vacuité nous n'avons rien remarqué de semblable sur des utérus de multipares.

S'il nous fallait résumer en quelques propositions tout ce que nous avons dit des rapports de l'utérus gravide avec le péritoine et la vessie, nous dirions :

1° Le cul-de-sac séreux descend profondément entre la vessie et l'utérus, pendant la grossesse, l'accouchement et les suites de couches.

2° Sous l'influence de la gestation, les adhérences de la vessie à l'utérus disparaissent.

3° Il se forme, environ 15 jours après l'expulsion de l'œuf, un repli péritonéal sur la face antérieure de l'utérus ; ce repli est transversal et siège à peu près à l'union du corps et du segment inférieur.

DE LA SURFACE INTERNE ET DE LA MUQUEUSE DU SEGMENT
INFÉRIEUR

Nous étudierons successivement cette face interne avant et après l'accouchement.

1° *Avant l'accouchement.*

Nous indiquerons sommairement l'aspect macroscopique de la muqueuse; puis, après avoir dit un mot de sa structure, nous rechercherons quelles sont ses connexions avec les membranes de l'œuf; nous discuterons enfin la question de savoir si le col s'efface ou non avant le travail.

Dans les observations I et II, la caduque tapissait la face interne du corps utérin sous forme d'une couche jaunâtre, uniforme. Elle cessait d'exister à l'état de membrane continue à la limite la plus élevée du segment inférieur; sur celui-ci, elle n'était plus représentée que par quelques lambeaux irréguliers et la surface interne était rouge rosée.

On retrouve une description analogue dans le travail de Bandl et dans celui de Thiede (1); ce dernier auteur fit porter ses observations sur six utérus gravides : dans tous les cas, il a trouvé des lambeaux de caduque sur le segment inférieur jusqu'à l'orifice interne du col.

Hofmeier cite des faits du même genre.

Ainsi la surface interne du segment inférieur, lisse, d'un rouge rosé, est recouverte de lambeaux de caduque irréguliers (Bandl, Küstner, Thiede). Sur le corps de l'utérus, la caduque a l'aspect d'une membrane continue, jaunâtre et villeuse, à cause de ses rapports avec l'œuf (Bandl). A partir et au-dessous de l'orifice interne du col, l'apparence est tout autre : on trouve les plis palmés de l'arbre de vie (Lott); la coloration est rouge foncé et

______

(1) *Thiede.* — Zeitschrift f. G. IV. B. II. 2.

l'épaisseur de la muqueuse plus grande. La caduque cesse exactement à l'orifice interne.

La muqueuse du segment inférieur est tout à fait comparable à la caduque qui recouvre le reste de la cavité utérine (Müller, Langhans, Sänger, etc.) et diffère essentiellement de la muqueuse cervicale.

Küstner et, après lui, Bayer pensent que le col prend part à la formation du segment inférieur par l'évasement de sa partie supérieure ; ils admettent que la muqueuse cervicale peut se transformer en caduque. Pour Bayer, le segment inférieur serait revêtu à la fin de la grossesse par une muqueuse légèrement différente de celle du corps ; cette caduque spéciale, résultat des transformations subies par la muqueuse cervicale, serait comparable à la caduque du début de la grossesse: ce serait une caduque jeune, une muqueuse de transition (Bayer).

D'après Waldeyer, au-dessous de l'orifice interne, on trouve la muqueuse cervicale avec ses glandes et son épithélium Sur le segment inférieur, les glandes disparaissent : on ne trouve plus qu'une série de nombreuses cellules rondes, appartenant aux caduques utérine et fœtale réunies.

En résumé, l'aspect de la caduque est différent sur les trois parties qui composent l'utérus gravide : jaunâtre et continue sur le corps, elle n'apparaît sur le segment inférieur que sous forme de filaments épars et disséminés sans ordre ; elle disparaît sur le col où la surface interne se remarque par les inégalités de l'arbre de vie.

Comment se comporte la surface interne du segment inférieur par rapport à l'extrémité correspondante de l'œuf ?

Le fait indéniable, c'est qu'à la fin de la grossesse les membranes de l'œuf adhèrent plus au corps utérin proprement dit qu'au dessous. Ruge explique ce fait en disant que la fusion des caduques fœtale et utérine a lieu de haut en bas ; les régions inférieures seront donc celles où l'union des deux muqueuses restera le plus longtemps imparfaite.

Pour Bandl, au début de la grossesse, l'œuf est solidement fixé à l'orifice interne du col ; dans les dernières semaines, au contraire, il est entièrement ou presque entièrement décollé jusqu'à la limite supérieure du segment inférieur. Cela serait dû à l'élongation des éléments musculaires, qui donne naissance à ce segment.

Küstner donne un avis analogue.

Litzmann explique ce décollement prématuré par les contractions qui se manifestent dans le cours de la grossesse.

Nous verrons plus tard que, dans les derniers mois, la partie de l'utérus qui plonge dans l'excavation est soumise à des alternatives d'allongement et de raccourcissement. Ces variations ne vont pas sans certains glissements de la paroi utérine sur son contenu : d'où l'union moins intime de l'un à l'autre.

Quelle apparence revêt l'orifice interne du col vu par la face muqueuse de l'utérus pendant la grossesse ?

Sänger (1) a fait l'examen d'un utérus gravide extrait de l'abdomen cinq minutes après la mort de la femme. Les membranes étaient tendues sur l'orifice interne. Celui-ci était fermé si exactement que les régions circonvoisines formaient comme une surface plane sur laquelle couraient les membranes ; il était circulairement entouré par de la caduque.

P. Müller et Langhans (2), sur une multipare morte dans la 22e semaine de sa grossesse sans avoir eu de contractions utérirines, ont aussi trouvé l'orifice interne fermé, recouvert par les membranes sur lesquelles reposait directement la tête du fœtus. Au-dessous, le col mesurait à peu près 4 centimètres.

Thiede, sur ses six utérus gravides, a de même remarqué que le canal cervical était fermé en haut juste à l'endroit où la caduque faisait place à la muqueuse du col, c'est-à-dire juste au niveau de l'orifice interne.

(1) *Sänger.* Arch. f. G. B. XIV, H. 3.
(2) Arch. f. G. B. XIV, H. 2, p. 184. 1879.

Un avis contraire a été émis par Fritsch et par Küstner (1).
Pour eux, pendant la grossesse et avant l'apparition des douleurs,
l'extrémité supérieure du col s'évase et prend part à la formation
du segment inférieur. La cavité cervicale est donc ainsi divisée en
deux parties superposées. La plus élevée est infundibuliforme. Sa
circonférence la plus large est dirigée en haut et se confond avec
la ligne circulaire suivant laquelle la caduque se continue avec la
muqueuse cervicale, c'est-à-dire avec l'orifice interne dilaté. La
circonférence la plus étroite de l'entonnoir est tournée en bas ;
au-dessous d'elle est l'autre partie du col, qui est restée cylindrique et fermée ; celle-ci forme la portion inférieure du col et
non pas le col tout entier ; elle est limitée en bas par l'orifice
externe qui n'a pas changé, en haut par un faux orifice interne
auquel on a donné le nom de cercle de Müller.

F. Marchand (2), après avoir examiné l'utérus d'une femme
enceinte de 7 mois, pense, lui aussi, que le col, pendant la grossesse, se dilate en entonnoir. Cet entonnoir augmente de hauteur
à mesure que la grossesse avance, tandis que la portion inférieure,
cylindrique du col se raccourcit, tandis, en un mot, que le cercle de
Müller se rapproche de l'orifice externe.

Lahs (3) insiste sur ce que le canal cervical à la fin de la
grossesse n'est que la partie inférieure du canal cervical de l'utérus non gravide. Le cercle de Müller et l'orifice interne de l'utérus
à l'état de vacuité sont deux choses différentes.

Les précédents auteurs qui soutiennent que la partie supérieure
du col s'évase pendant la grossesse ne font que défendre les
idées de Bandl (4). On sait, en effet, que celui-ci fait dériver le
col du segment inférieur de l'utérus.

Mais toutes ces opinions allemandes n'expriment rien de nouveau : depuis longtemps, Mauriceau avait écrit que le col se

(1) *Küstner*. Arch. f. G. B. XII, H. 3.
(2) *Marchand*. Arch. f. G. B. XV, H. 2.
(3) *Lahs*. Arch. f. G. B. XXIII, H. 2.
(4) *Bandl*. Arch. f. G. B. X, Heft 2.

raccourcit dans les trois derniers mois de la grossesse ; et, bien avant Bandl, Mme Boivin (1) croyait que le col forme à lui seul plus du tiers de la cavité utérine à l'époque de la grossesse à terme.

Ainsi nous avons vu jusqu'ici deux théories diamétralement opposées : suivant l'une, l'orifice interne s'ouvre de bonne heure et le col se raccourcit pendant les trois derniers mois de la gestation (Mauriceau, Mme Boivin, Fritsch, Bandl, Küstner, Marchand, Lahs etc.) ; d'après l'autre, l'orifice interne reste fermé et le col conserve toute sa longueur jusqu'au commencement du travail (Taylor, Müller, Duncan, Léopold, Sänger, M. Pinard etc). A cette époque seulement, quand les douleurs commencent, le col se dilate de haut en bas, ou, en d'autres termes, l'anneau de Müller. qui siégeait jusqu'alors à l'orifice interne, s'en écarte quand celui ci s'évase et se rapproche peu à peu de l'orifice externe pour se confondre à la fin avec lui. Pour ces derniers auteurs, l'ouverture de l'orifice interne est donc un phénomène du travail.

L'observation 1 nous a montré, sur un utérus de 6 mois 1/2, un col ayant toute sa longueur (38 millimètres), avec un orifice interne fermé et recouvert exactement par les membranes qui coiffaient la tête du fœtus.

Ainsi donc ou l'orifice interne se dilate longtemps avant l'accouchement, ou bien il reste coarcté jusqu'aux premières douleurs.

Une théorie intermédiaire est celle de Stoltz, pour qui le col commence à s'effacer de haut en bas dans les quinze derniers jours de la grossesse.

Pour Birnbaum (2), c'est de 14 jours à 2 mois avant l'accouchement que débute l'effacement du col et la dilatation de l'orifice interne ; mais le premier chiffre est le plus fréquent.

D'après Lott (3), la portion sus-vaginale du col se raccourcit

(1) Mémorial des acc.
(2) Arch. Gyn. Köln, 1872.
(3) Zur Anat. und Phys. der Cervix Uteri. Erlangen, 1872.

avant la fin de la grossesse ; le canal cervical s'ouvre par le haut et contribue à former le segment inférieur de l'utérus. La portion sus-vaginale peut être absorbée par la cavité utérine, totalement ou partiellement. Dans ce dernier cas, le raccourcissement porte sur une seule paroi du col, l'antérieure le plus souvent.

Blanc (1) admet l'opinion de Stoltz : il a pu constater, « en introduisant le doigt dans le col au-delà de la muqueuse cervicale, reconnaissable à ses caractères, l'orifice interne déjà légèrement évasé » dans les derniers jours de la grossesse. 70 fois sur 100, Blanc a vu cet évasement de la partie supérieure du col 10 ou 15 jours avant l'accouchement.

Nous voilà donc en présence de trois propositions différentes:

L'orifice interne s'ouvre dans les trois derniers mois de la grossesse.

L'orifice interne s'ouvre dans les quinze derniers jours.

L'orifice interne reste fermé jusqu'au moment de la parturition.

Trancherons-nous le différend ? Assurément non. Ce que nous avons vu semble pourtant se rapporter plutôt à la dernière théorie.

Les considérations qui précèdent nous amènent à chercher d'où provient le segment inférieur de l'utérus gravide.

Mais auparavant, deux mots sur la face interne de l'utérus après la délivrance.

2° Surface interne du segment inférieur peu après la délivrance.

Quoique, à un examen superficiel, le segment inférieur et le col ne semblent pas séparables sur un utérus observé à cette période, on peut cependant y retrouver encore la division en trois régions superposées : corps, segment inférieur, col. Ces trois parties se distinguent, en effet, par l'aspect de leur surface muqueuse.

______

(1) Nouvelles arch. d'obst. et de gyn., déc. 1886 et janv. 1888.

Demelin   3

Les observations VI, VII, VIII, IX, XLV, XLVI, XLVII font voir que, sur le **corps** de l'utérus, la surface muqueuse est tomenteuse, violacée ; sur le segment inférieur, elle est rosée, lisse et unie (abstraction faite de la couche jaunâtre formée par la caduque) ; sur le col proprement dit, elle présente les plis de l'arbre de vie ou, plus souvent, elle est irrégulière, noirâtre, ecchymotique.

Les trois zones muqueuses ont ainsi un aspect macroscopique spécial pour chacune d'elles ; elles permettent d'assigner à chaque section de l'organe (corps, segment inférieur, col), l'étendue et les limites qui lui appartiennent : c'est même quelquefois la seule façon de distinguer à ce moment le segment inférieur d'avec le col proprement dit ; la paroi de l'un et de l'autre ont, en effet, la même minceur, la même flaccidité ; nous avons vu, en outre, que le cul-de-sac péritonéal vésico-utérin ne marque pas en avant la limite supérieure du col ; en arrière, on sait que la séreuse descend jusque sur le vagin.

En résumé, peu après la délivrance, si la hauteur totale de l'utérus est en moyenne de 18 à 20 centimètres, sur cette quantité, 6 à 7 centimètres appartiennent au canal cervico-utérin ; mais celui-ci peut être divisé en deux régions qui se distinguent par leur surface interne : l'une d'elles, le col, mesure de 25 à 30 millimètres de son orifice externe au point où sa muqueuse fait place à celle du segment inférieur (Obs. VI, VII, VIII, etc.).

ORIGINE DU SEGMENT INFÉRIEUR.

Provient-il du corps ou du col ?

Sans reprendre les discussions nombreuses qui ont été soulevées par cette question, nous indiquerons sommairement les principales opinions.

A la fin de la grossesse, le col se raccourcit et sa partie supérieure, en s'évasant, prend part à la formation de la cavité utérine (Mauriceau, Rœderer-Stein, Levret, Baudelocque, Mme Boivin).

A côté de ces auteurs, il faut citer Braune, Bandl, Küstner, Marchand, Bayer. Pour ceux-ci, le segment inférieur est une dépendance du col, la muqueuse cervicale peut se transformer en caduque. D'après Bayer, le col de non gravidité se partage, pendant la grossesse, en deux parties superposées : la partie inférieure forme le col proprement dit et reste à l'état de canal étroit et fermé ; la partie supérieure s'évase, se recouvre de caduque et constitue le segment inférieur. La division du col en deux régions aussi distinctes est due à l'action des ligaments utéro-sacrés : ceux-ci, en s'insérant autour du col, lui forment une sorte de sangle, de « nœud rétracteur ». Au-dessus, le col peut se dilater pour concourir à l'ampliation de la cavité utérine. A partir et au-dessous du nœud rétracteur, le col reste fermé jusqu'au moment de l'accouchement.

D'après Taylor, Müller, Langhans, Thiede, Sänger, Schröder, Waldeyer, Pinard, le col reste entier, complètement fermé jusqu'à la fin de la grossesse. L'évasement de l'orifice interne est un phénomène du travail. Le segment inférieur appartient donc au corps de l'utérus.

Hofmeier conclut dans le même sens : il établit la similitude de structure entre la paroi musculaire du segment inférieur et celle du corps.

La lutte est ainsi engagée entre les auteurs qui font venir du col le segment inférieur et ceux qui le font dériver du corps.

M. Blanc émet une opinion intermédiaire : pour lui, le segment inférieur est dû en partie au corps, en partie au col ; la portion sus-vaginale, en s'évasant, contribue à agrandir la cavité utérine.

Loin de nous la prétention de mettre tout le monde d'accord. Il nous paraît simple cependant de limiter en bas le segment inférieur au point où la caduque cesse d'exister pour faire place à la muqueuse cervicale, quitte à discuter ensuite si l'orifice interne du col s'évase ou non avant la fin de la grossesse. En admettant que la portion sus-vaginale s'ouvre prématurément, elle n'a en tout cas avec l'œuf que des rapports d'occasion et sans grande importance, puisqu'elle n'est pas recouverte de caduque.

En somme, le segment inférieur est sans doute une dépendance du corps utérin ; peut-être sa cavité s'agrandit-elle quelquefois aux dépens du col, dans les derniers temps de la gestation ; mais cette participation du canal cervical n'est jamais très considérable.

Qu'on nous permette pourtant de faire une hypothèse : A l'état de vacuité, le corps est séparé du col par l'orifice interne. Mais cet orifice, comme l'a montré M. Guyon, n'est pas un anneau : c'est un défilé, selon l'expression de M. Richetr Ce défilé mesure de 5 à 10 millimètres. Il y aurait lieu de rechercher si ce n'est pas aux dépens de ce canal que prend naissance le segment inférieur.

PARTIE CLINIQUE

1° **Grossesse**

*Du developpement du segment inférieur et de son exploration
aux différentes époques de la gestation. De quelques modifications subies par cette région de l'utérus dans les derniers mois
de la grossesse et de leur influence sur la situation du col.*

De l'état du segment inférieur dans certains cas d'avortement.

Hofmeier pense que le segment inférieur n'existe pas à l'état
préformé dans l'utérus non gravide; à cette période, la ligne de
solide attache du péritoine (limite supérieure) se trouve au même
niveau que l'orifice interne du col (limite inférieure). Si la femme
devient enceinte, ces deux limites jusque là confondues vont
s'écarter l'une de l'autre et le segment inférieur va prendre
naissance.

Il y aurait donc, dès le début de la grossesse, un tiraillement, un
allongement des tissus immédiatement au-dessus du col; ces
modifications ne peuvent aller sans un certain degré d'amincissement au même niveau : d'où peut-être l'explication d'un signe
précoce de la grossesse que Hegar a décrit il y a peu de temps.
D'après cet auteur, le toucher vaginal permettrait de sentir une
différence assez nette entre la consistance du col et celle de la

région située immédiatement au-dessus ; à travers le cul-de-sac antérieur du vagin, on sent à l'union du corps et du col un sillon transversal, peu étendu en hauteur et ayant toute la largeur de la base du col ; en ce point, les tissus semblent beaucoup plus mous qu'au-dessus et au-dessous. Peut-être est-ce là un premier indice du segment inférieur ; or celui-ci n'existerait, tel qu'il a été défini, qu'à l'occasion de la grossesse : d'où sa valeur diagnostique.

Benckiser et Hofmeier (1) rapportent une observation de carcinome utérin où l'on fit l'ablation de l'organe au 2ᵉ mois de la grossesse ; il y avait une distance de 2 centimètres entre l'insertion fixe du péritoine et l'extrémité de la muqueuse cervicale.

Sur un autre utérus, gravide de 4 mois à peu près, les mêmes auteurs ont trouvé 3 centimètres entre l'orifice interne du col et la ligne de solide attache du péritoine.

Nous avons vu plus haut qu'Hofmeier avait déjà trouvé le même chiffre au même moment ; qu'à 6 mois, il avait noté 4 centimètres 1/2 de distance entre la limite supérieure du col et la limite supérieure du segment inférieur, et de 5 à 7 centimètres au 9ᵉ mois.

Blanc a trouvé 3 centimètres à 6 mois et 4 centimètres à 7 mois 1/2. Dans nos observations, nous relevons 5 centimètres 1/2 à 6 mois 1/2 et de 6 à 6 1/2 à terme.

Ainsi le segment inférieur augmente de hauteur à mesure que la grossesse avance ; mais il se développe moins que le corps et le fond de l'utérus, surtout au début de la gestation, et ce n'est qu'au moment du travail qu'il va acquérir des dimensions assez notables : c'est ce que nous verrons plus loin. Il est toujours moins épais de paroi que le corps utérin.

Par le toucher, on explore facilement le segment inférieur à travers les culs-de-sac du vagin, surtout en avant. Mais, derrière la symphyse pubienne, la vessie devrait se trouver appliquée dans l'angle obtus que forme la paroi antérieure du col avec celle du

(1) Contribution à l'anat. de l'utérus gravide. 1887.

segment inférieur, et le réservoir urinaire devrait par sa présence gêner l'exploration. Il n'en est rien. C'est que, comme nous l'avons vu dans le chapitre d'anatomie, les adhérences n'existent plus entre l'utérus et la vessie et que celle-ci remonte facilement et s'éloigne, laissant ainsi la paroi utérine à nu derrière le cul-de-sac antérieur du vagin.

C'est ainsi que l'on peut percevoir les parties fœtales sans pénétrer dans la cavité du col.

En y introduisant le doigt, Blanc a fait les constatations suivantes : Dans les quinze derniers jours de la grossesse, «la longueur du col est d'environ 5 centimètres. Un peu en dehors de l'orifice interne (1 centimètre au maximum), l'adhérence des membranes est peu résistante. Là, en dehors de l'orifice interne anatomique, · on sent naître un bourrelet, d'abord peu saillant, limitant un segment inférieur d'un demi-centimètre. Ce bourrelet grossit peu à peu et, sous le doigt, on le sent s'écarter rapidement de l'orifice interne et remonter le long de la face postérieure de la symphyse pubienne jusque près du bord supérieur. Dès lors est constitué, entre l'anneau de contraction et l'orifice interne, un segment inférieur creusé en une large gouttière lisse et souple. Cet anneau se contracte même avec une telle énergie derrière le tiers supérieur de la symphyse que la présentation est refoulée en haut et devient inaccessible, et la cavité du corps complètement fermée au doigt explorateur. Pendant ce temps, la femme accuse une vive douleur à l'hypogastre, sans qu'aucune contraction simultanée du corps se soit établie. La saillie ainsi constituée n'est pas persistante. Ces faits sont toujours faciles à constater dans les 15 derniers jours de la grossesse. »

L'apparition rapide de l'anneau de Bandl à l'occasion d'une contraction prouve que le nom que lui a donné Schröder est justifié.

L'ascension du bourrelet ainsi formé est, d'après Blanc, assez notable pour que le segment inférieur augmente très sensiblement en hauteur pendant la même contraction ; il revient après elle à ses dimensions primitives.

Cela tendrait à prouver qu'il ne faut pas accorder une trop

grande importance aux mensurations faites sur la table d'autopsie, puisqu'un segment inférieur peut, en quelques secondes, varier de plusieurs centimètres en hauteur.

Ainsi l'anneau de Bandl, en se contractant isolément, peut s'éloigner d'une manière sensible de l'orifice interne du col. Le même effet peut être produit par une action d'ensemble des muscles utéro-pelviens (Thévenot, Budin, Stapfer).

« Dans les derniers mois de la grossesse, toutes les fois que s'accentue l'irritabilité de la fibre musculaire, on peut observer une sorte d'engagement périodique de la partie fœtale. » Celle-ci (siège ou surtout occiput) met en jeu, en descendant, l'élasticité du segment inférieur qu'elle allonge et qu'elle amincit ; puis, les contractions cessant, la partie fœtale remonte et le segment inférieur reprend ses dimensions primitives, jusqu'à ce qu'un nouvel engagement se produise. Ces phénomènes peuvent s'observer plus ou moins loin du terme de la grossesse, chez les multipares et chez les primipares (Stapfer).

Comme conséquence de cet engagement permanent ou périodique de la partie fœtale, le col s'abaisse et change de direction ; d'ordinaire, il se porte à gauche et en arrière : « c'est que la région fœtale n'appuie pas directement sur le centre de l'orifice interne du col, mais sur la partie antérieure du segment inférieur. Il en résulte que le col est reporté en arrière et subit un changement de direction tel que, de vertical, il se rapproche sensiblement de l'horizontale, en formant avec le corps un angle plus ou moins obtus ouvert en arrière. Lorsque l'engagement est très-prononcé, il arrive assez souvent que le col est repoussé en arrière de telle façon qu'il occupe une situation supérieure à celle du segment inférieur de l'utérus. C'est alors que, pratiquant le toucher vaginal, le col est inaccessible, et l'on peut penser à une oblitération du col. Cette erreur de diagnostic peut être facilement évitée, car, lorsque le col est refoulé en arrière, le cul-de-sac antérieur est effacé, tandis que le cul-de-sac postérieur devenu plus profond, ne peut être qu'incomplètement exploré par le doigt. Si, au contraire, le col est repoussé en avant derrière la symphyse, le cul-de-sac postérieur est effacé et le cul-de-sac antérieur très développé : c'est au toucher manuel qu'il faut avoir recours dans ce cas. » (Pinard).

Les alternatives d'élongation et de raccourcissement que subit le segment inférieur peuvent expliquer le décollement du pôle inférieur de l'œuf à la fin de la grossesse.

Quelques mots maintenant sur l'avortement.

Dans une fausse couche de deux mois, observée par Blanc, « l'exploration de la cavité cervicale, amincie et dilatée en cône, indiquait, à 3 centimètres environ au-dessus de l'orifice externe, une ligne sinueuse saillante, dernière limite de la muqueuse cervicale, et, au dessus, un segment inférieur souple, mince, déprimé en un sillon de près de 1 centimètre de largeur, qu'un anneau musculaire résistant séparait des parois du corps (Blanc) ».

Le même auteur rapporte que Winter (1), ayant fait congeler le cadavre d'une femme morte de péritonite à 4 mois de grossesse observa sur une coupe les particularités suivantes : Au-dessous de l'anneau de Bandl, qui était nettement marqué, se trouvait un segment inférieur très développé : sa paroi antérieure mesurait 5 centimètres, sa paroi postérieure 9,5 centimètres. L'embryon était dans le vagin, le placenta dans le segment inférieur, tandis qu'une partie des membranes adhérait encore à l'utérus. »

Hofmeier (1) nous fournit une observation de fausse couche de 3 mois, dans un cas de grossesse gémellaire avec rigidité du col. L'œuf était tout entier contenu dans une cavité vaste aux parois flasques, appendue au corps de l'utérus ; celui-ci était vide et fortement contracté au-dessus de ce segment inférieur dilaté (Obs. XIII).

Ainsi, à l'occasion d'un avortement, le segment inférieur peut se distendre comme dans certains cas d'accouchement à terme.

____

(1) Soc. obst. et gyn. de Berlin, 1886 et Ann. de gyn., mars 1887.

2° **Accouchement normal**

Décollement des membranes.
Ascension de l'anneau de Bandl.
Le segment inférieur est-il actif ou passif?

Nous ne reviendrons pas sur l'effacement du col ; nous avons admis que, le plus souvent, l'orifice interne reste fermé jusqu'au moment du travail ; il s'ouvre alors et laisse au-dessous de lui un faux orifice interne qui est l'anneau de Muller. Comme le col s'évase de haut en bas, l'anneau de Muller se rapproche peu à peu de l'orifice externe et finit par se confondre avec lui.

En même temps, les membranes se décollent du segment inférieur et vont former la poche des eaux ; nous savons déjà que la fusion des caduques fœtale et utérine est moins intime en bas qu'en haut de l'utérus (Ruge). De plus, les alternatives d'allongement et de raccourcissement que subit le segment inférieur à la fin de la grossesse contribuent à empêcher toute adhérence solide entre l'œuf et la paroi utérine en ce point. Ainsi sont facilités l'effacement du col, sa dilatation et la formation de la poche des eaux.

Que devient l'anneau de Bandl pendant le travail ? Avant les douleurs, il est plus ou moins rapproché de l'orifice interne ; s'il s'en éloigne, il ne remonte en tout cas jamais au-dessus du détroit supérieur ; il reste ordinairement dans un plan parallèle à celui de ce détroit et répondant en avant aux environs du tiers supérieur de la symphyse (Blanc).

Mais lorsque le col se dilate, l'anneau de Bandl s'éloigne du détroit supérieur et, à la fin de cette période, il se trouve sans exception au-dessus de l'entrée du bassin (Schröder et Stratz). Dans la plupart des cas, il est alors à 2 ou 3 travers de doigt au-dessus de la symphyse pubienne (R. Frommel). Il n'est ici question, bien entendu, que de cas normaux. Dans ces circonstances, il est très souvent impossible de percevoir distinctement l'anneau de contraction à travers la paroi abdominale. Cependant on peut quelquefois le sentir à la palpation pendant une douleur: on le reconnaît à ce qu'il forme une saillie transversale au-dessous de laquelle est une dépression linéaire qui va d'un bord à l'autre de l'utérus et qui occupe le point déjà indiqué par rapport à la symphyse (deux ou trois travers de doigt au dessus d'elle).

Si, dans les cas normaux, l'anneau de contraction se trouve à cette hauteur au-dessus du pubis, il peut s'en écarter davantage, de 4 et même de 5 travers de doigt, et cela sans qu'il puisse être question de dystocie. En effet, bien fréquents sont les cas de distension légère du segment inférieur ; pour qu'elle se produise dans ces limites, il suffit que le mouvement de rotation de la tête soit un peu difficile, s'il s'agit par exemple d'une position postérieure ou transversale : il suffit en un mot que les contractions soient un peu fortes et un peu prolongées (R. Frommel).

« Ainsi donc, dit Duncan, le travail de l'accouchement allonge, dilate et amincit simultanément les parois du col. » (Au lieu de « col » lisez « canal cervico-utérin ».)

« Le corps de l'utérus est actif et il pousse la partie de l'œuf qui se présente contre l'ouverture du col. Le col est tout à fait passif, et, en même temps qu'il se dilate, il s'allonge et s'amincit. Le corps de l'utérus, pendant ses contractions régulières, agit également et de toutes parts sur le col et sur le vagin ; il tire sur eux en même temps qu'il pousse le fœtus contre eux et à travers eux, de la même façon que les bras tirent sur la tige d'une botte en même temps que le pied est poussé dans l'intérieur de la botte (1) ». Pour que cette comparaison soit tout à fait exacte, il faudrait supposer que la botte est élastique et extensible : elle s'allongerait alors sous l'influence des deux forces agissant simultanément, d'une part la poussée du pied, d'autre part la traction des bras. Le segment inférieur augmente en effet de hauteur parce que le fœtus pousse en bas sa limite inférieure (avant la dilatation complète),

____

(1) *Duncan*. Méc. de l'acc. Trad. Budin.

tandis que le corps de l'utérus attiré en haut l'anneau de contraction.

Le segment inférieur est-il actif ou passif pendant le travail?

Beaucoup d'auteurs, parmi lesquels Hofmeier, estiment qu'il est purement passif, qu'il se laisse tirailler par le corps et qu'il ne contribue pas à l'expulsion du fœtus.

Il est probable que, dans les cas normaux, les parois du segment inférieur se contractent; mais leur mise en activité ne doit pas être très efficace au point de vue de la poussée à imprimer au fœtus; elles doivent seulement, en se tendant, le diriger et le maintenir dans une attitude relativement rigide; de cette manière, le corps fœtal est transformé en une sorte de tige solide qui transmet intégralement ét normalement au col l'effort du muscle utérin.

Mais si un obstacle à l'accouchement survient, nous allons bientôt voir que le segment inférieur s'allonge et s'amincit dant des proportions quelquefois considérables : sa contractilité ne peu plus s'exercer. Chaque fibre musculaire trop tendue est dans l'impossibilité de se rétracter, de rapprocher ses deux extrémités puisqu'elles sont tiraillées en sens inverse par le fait de la distension. Aussi ces fibres s'allongent, cèdent par leur élasticité, et la paroi du segment inférieur perd tout ou partie de sa tonicité : elle ne peut plus se tendre et s'appliquer sur le fœtus pendant les contractions. C'est ce qu'on peut remarquer dans l'observation XIV. Ici, en effet, à chaque douleur, une certaine quantité de liquide amniotique était chassée du corps utérin; ce liquide ne pouvait pas, d'autre part, s'écouler en dehors de l'orifice cervical parce que la tête du fœtus faisait bouchon à ce niveau : il s'accumulait alors entre le fœtus et la paroi du segment inférieur; il soulevait cette paroi qui, en avant, venait faire une voussure à l'hypogastre; la contraction cessant, la voussure disparaissait.

Ainsi, dans ce cas, la contractilité du segment inférieur avait disparu; sa tonicité n'existait plus à cause de son allongement et de son amincissement : le segment inférieur était véritablement passif.

3° **Dystocie.**

De la distension et de l'amincissement du segment inférieur.

Ce sont là, en effet, les modifications dont nous allons nous occuper ici. Poussées à l'extrême, elles aboutissent souvent à la rupture dite spontanée de l'utérus. Elles sont la conséquence de divers obstacles qui peuvent s'opposer à la sortie du fœtus ; elles forment le premier stade d'une évolution anatomique dont le dernier terme est la rupture.

Etablir une relation de cause à effet entre les résistances qui peuvent gêner l'accouchement et la diminution d'épaisseur et de solidité du segment inférieur, tel est notre but.

Le segment inférieur, réuni au col effacé et dilaté, forme le canal cervico-utérin ; celui-ci, le plus souvent, représente un conduit plus ou moins cylindrique, s'ouvrant en haut dans la cavité du corps utérin, en bas dans le vagin. Les attaches vaginales sont relativement fixes ; au contraire, sa limite supérieure peut être considérée comme l'insertion mobile du muscle creux qui constitue le corps de l'utérus. Celui-ci agira soit sur toute la circonférence supérieure du canal cervico-utérin, soit sur une partie seulement de cette circonférence. La distension du segment inférieur sera totale dans le premier cas, partielle dans le second.

Mais la contraction du corps utérin manifeste à la fois ses effets sur le segment inférieur et sur le fœtus. Celui-ci, poussé par le muscle, peut influencer le canal cervico-utérin et en distendre les parois de dedans en dehors. L'ampliation portera ou bien sur une large surface, ou sur un point limité, suivant que la partie fœtale qui soulèvera la paroi du segment inférieur sera grosse ou petite, régulière ou irrégulière.

La force contractile active du corps utérin a une influence directe sur l'anneau de contraction pour l'attirer en haut ; en même temps, elle pousse le fœtus, qui peut agir passivement de dedans en dehors sur la paroi du canal cervico-utérin. Ces deux forces unissent parfois leur action ; elles allongent, dilatent et amincissent le segment inférieur, elles se retrouvent, variables dans leur puissance et leur prépondérance, au cours des accouchements laborieux dont nous donnons la relation.

Nous étudierons quelques cas de dystocie maternelle et de dystocie fœtale ; puis il sera sommairement question du placenta prævia, et nous terminerons en rappelant ce qu'est la rupture spontanée de l'utérus.

Loin de nous la prétention de faire du nouveau. Les anciens accoucheurs connaissaient bien la forme en sablier que prend l'utérus dans quelques accouchements difficiles. Peut-être n'ont-ils pas insisté suffisamment sur la fréquence et l'importance des cas où le segment inférieur se distend et s'amincit.

Baudelocque s'exprime ainsi :

« Avant l'écoulement des eaux de l'amnios, la cavité (de la matrice) a une sorte de régularité qu'elle perd, en général, d'autant plus que l'enfant y séjourne plus de temps après l'évacuation complète de ce liquide. Alors elle se resserre davantage à l'endroit du col de cet enfant que sur la tête et le tronc qui offrent plus de volume ; elle prend la forme d'une grosse courge ou calebasse à deux ventres, comme on l'observe toutes les fois qu'on est obligé de retourner l'enfant longtemps après l'évacuation des eaux, surtout lorsqu'il présente la tête (Baudelocque). »

Baudelocque connaissait donc le sillon circulaire et transversal qui partage l'utérus en deux cavités secondaires et superposées ; il savait que cette disposition est d'autant plus prononcée que l'accouchement se prolonge davantage. Seulement, comme tous les auteurs d'alors et comme Bandl après lui, il confondait le bourrelet circulaire appelé depuis anneau de Bandl avec l'orifice interne du col.

Sous le nom de stricture utérine, Nægelé et Hohl décrivent un étranglement transversal partageant l'utérus parturient en deux cavités sphériques superposées, lui donnant ainsi la forme d'un huit de chiffre : il s'agit, bien entendu, d'accouchements anormaux.

Scanzoni ajoute que, dans les cas extrêmes, on peut sentir l'étranglement à travers les téguments abdominaux.

Kilian dit que l'on trouve parfois dans la région hypogastrique une ligne de démarcation transversale, très distincte au palper, et séparant l'utérus en deux régions secondaires ; cela se produit lorsque les douleurs ont considérablement augmenté d'intensité sans faire progresser sensiblement la partie fœtale. La femme est alors dans un état d'agitation très marquée : elle se plaint de crampes violentes dans les cuisses, de douleurs vives presque insupportables dans la région hypogastrique et dans la région sacrée. Pour Kilian, ce sont là des symptômes de stricture utérine ; pour Hofmeier et pour nous, ce sont des signes qui montrent que le segment inférieur est distendu et aminci.

Bandl, lui aussi, parle de ces phénomènes comme préparant la rupture.

Hosmer (1) nous fournit plusieurs observations où la forme en sablier de l'utérus parturient a été notée.

Duncan (2) signale l'ascension du bord inférieur du corps dans quelques accouchements difficiles.

La distension du segment inférieur est un état pathologique qui a ses causes, ses symptômes, ses conséquences.

Les faits de dystocie relatés ci-après sont autant de données étiologiques qu'il suffirait de réunir en groupe pour en faire le chapitre des causes, incomplet il est vrai.

La symptomatologie sera étudiée dans chaque cas particulier.

La conséquence principale, c'est-à-dire la rupture utérine, viendra ensuite comme l'aboutisssant des modifications subies par les parois du segment inférieur.

---

(1) A particuliar condition of the cervix uteri which is found in certain cases of dystocia. Boston med. and s. Journal, 21 mars 1878.

(2) Note on two contrasted forms of weak labour (Obst. Journal n° 57, p. 705).

a. — Dystocie maternelle.

A. — Rétrécissements du bassin.

Nous ne faisons qu'énumérer les phénomènes classiques. Nous nsisterons davantage sur la forme de l'utérus et la distension du segment inférieur dans certains cas de rétrécissement du bassin.

Prenons pour exemple un rétrécissement rachitique du détroit supérieur. L'engagement de la tête est alors lent et difficile. Le segment inférieur n'est pas accolé à la partie fœtale : il en est plus ou moins éloigné. Les contractions utérines compriment ses parois entre la tête et le bassin ; la compression portant dans les bassins plats sur la symphyse et le promontoire irrite en ces points la paroi utérine, et cette excitation partielle aurait pour effet réflexe, d'après Schröder, d'exagérer les contractions du corps. Plus tard, le segment inférieur, comme paralysé, pend inerte dans le vagin. Enfin la paroi utérine serrée plus ou moins longtemps entre la tête du fœtus et la ceinture pelvienne est exposée à se rompre ou à s'escharifier.[1]

Examinons maintenant quelles sont les autres modifications que subit le segment inférieur.

Dans certains cas de rétrécissement du bassin (obs. XV à XXVIII), à la fin de la période de dilatation, quand les douleurs deviennent expulsives, des changements se produisent dans la forme de l'utérus. La tête, poussée dans le détroit supérieur, n peut pas le traverser en raison du rétrécissement ; elle résiste à l'effort utérin, qui redouble devant la difficulté. Peut-être celle-ci sera-t-elle vaincue, mais, en attendant, la puissance développée par le corps de l'utérus ne reste pas sans résultat. Si elle est momentanément insuffisante pour faire progresser la tête, elle porte en revanche son action sur le segment inférieur : il est utile de répéter que la force musculaire est augmentée de par le rétrécissement à franchir. Le muscle utérin peut être comparé au diaphragme : celui-ci, en se contractant, s'appuie sur les viscères abdominaux qu'il refoule vers le bas, en même temps qu'il élève ses attaches costales. L'utérus, dans les conditions normales de l'accouchement, élève modérément ses insertions au segment inférieur (à l'anneau de Bandl), et son action principale est de pousser vers le bas le fœtus, sur lequel il s'appuie par son fond. Si le fœtus est immobilisé, fixé sans pouvoir progresser, l'action du fond de l'utérus sera annulée par la résistance fœtale. La force produite ne sera pas perdue : elle se portera tout entière sur les attaches du muscle utérin au segment inférieur; or ces attaches ont lieu au niveau de l'anneau de Bandl. Aussi, dès que la période d'expulsion commence, si le détroit supérieur empêche momentanément le fœtus de descendre, l'anneau de Bandl remontera; il s'éloignera de l'orifice externe du col relativement fixe et, nécessairement, les parois du segment inférieur seront tiraillées dans le sens vertical : elles s'allongeront et en même temps s'aminciront. Le segment inférieur est bien composé de fibres musculaires, mais elles sont beaucoup moins nombreuses et partant moins énergiques que celles du corps : celui-ci, plus fort, l'emportera ; il allongera le segment inférieur en sollicitant vivement son élasticité. Tout tissu élastique qui est tiraillé et allongé s'amincit, et c'est ce qui se passe encore au niveau du segment inférieur.

En clinique, on a la démonstration de ce qui vient d'être dit. Lorsque les douleurs deviennent expulsives, si le passage de la tête à travers la filière pelvienne se fait attendre, on voit se produire des changements remarquables dans la forme de l'utérus. Jusqu'alors régulièrement ovoïde, l'organe présente bientôt au niveau de l'hypogastre une sorte de sillon, de ligne transversale visible et palpable à travers la paroi abdominale antérieure. Les contractions, bien que violentes, restent encore inefficaces ; le sillon, immédiatement surmonté d'un bourrelet saillant au moment de chaque douleur, remonte de plus en plus ; il finit par gagner l'ombilic et même par le dépasser ; il se trouve parfois à 15, 18 centimètres au-dessus de la symphyse pubienne. A l'aide d'un compas d'épaisseur, Hofmeier a mesuré directement la distance qui, dans des circonstances analogues, séparait l'orifice externe du col de l'anneau de contraction ; et il a trouvé jusqu'à 20 centimètres de hauteur pour le canal cervico-utérin. Nous n'avons mesuré que la distance entre la symphyse pubienne et l'anneau de Bandl, et, dans un cas, nous avons vu que cette distance était de 15 centimètres, alors que le fond de l'utérus était à 33 centimètres au-dessus de la symphyse.

L'utérus alors a la forme d'un sablier, d'un huit de chiffre : il est ainsi divisé en deux cavités secondaires par l'anneau de contraction. La cavité supérieure est ovoïde, terminée en bas par un bord linéaire et transversal ; la cavité inférieure est cylindrique. La première, constituée par le corps, est limitée en bas par l'anneau de contraction : elle représente la partie véritablement active de l'utérus au point de vue de la force expulsive ; elle se durcit manifestement au moment des contractions. L'autre, formée par le canal cervico-utérin allongé, se tend bien aussi pendant les douleurs ; mais, si elle se durcit alors et se contracte, elle n'a guère d'utilité pour l'expulsion du fœtus ; au palper, elle est manifestement plus mince de parois que la cavité du corps , et cela d'autant plus que la distension est plus grande.

Un point à noter, c'est que dans ces cas de rétrécissement, l'anneau de Bandl, en remontant, reste transversal, sensiblement parallèle au plan de l'orifice cervical dilaté, perpendiculaire au grand axe de l'utérus. L'amincissement porte donc d'une manière à peu près égale sur toutes les parois du segment inférieur, aussi bien en avant qu'en arrière et sur les côtés.

Que va-t-il arriver ?

Ou bien la tête franchira le détroit supérieur et l'accouchement se terminera spontanément et sans accident, sauf les complications possibles au moment de la délivrance.

Ou bien la distension du segment inférieur sera poussée à l'extrême : son élasticité, après avoir cédé tout ce qu'elle pouvait, ne sera plus en mesure de faire les frais d'un pareil allongement, et il y aura rupture de l'utérus.

Enfin, il y a une troisième alternative : après une série de contractions violentes, l'utérus fatigué, surmené, restera sans force, inerte. C'est qu'alors la puissance contractile du corps sera épuisée avant l'élasticité du segment inférieur. Il est à remarquer en effet que plus le canal cervico-utérin s'allonge, plus le corps de l'utérus se raccourcit, plus la surface par laquelle il agit sur le fœtus diminue d'étendue. Les contractions expulsives vont ainsi s'affaiblissant : c'est l'inertie à brève échéance si le segment inférieur résiste.

Ainsi le canal cervico-utérin, par le fait de la compression locale qu'il subit entre la tête fœtale et la ceinture pelvienne, est le point de départ d'un réflexe qui a pour résultat d'exagérer d'abord les contractions du corps; puis le segment inférieur, tiraillé par elles, s'allonge et s'amincit et, consécutivement, le corps se raccourcit et devient moins énergique et moins efficace dans ses contractions.

Les choses se passent-elles de la même façon chez les primipares et chez les multipares ? Les unes et les autres sont sujettes aux mêmes phénomènes. Seulement, chez les primipares, la distension est en général plus longue à se produire; le danger de la rupture est donc moins immédiat. Mais si le segment inférieur de l'utérus a été soumis à une distension considérable lors d'un premier accouchement, il est exposé, dans les suivants, à se distendre et se rompre beaucoup plus vite et plus facilement (Bandl).

Nous verrons plus tard ce que devient, après l'expulsion du fœtus, le canal cervico-utérin pareillement distendu.

B. Résistance du périnée

L'obstacle à la sortie du fœtus peut provenir de la résistance du périnée, surtout chez les primipares. La période de dilatation a été normale, le premier stade de l'expulsion se fait aussi sans rien présenter de particulier; mais, une fois la tête arrivée sur le plancher périnéal, celui-ci résiste et s'oppose au dégagement de la partie fœtale. Il s'établit là encore une lutte entre la puissance contractile de l'utérus et l'obstacle à vaincre. Si celui-ci est solide, le muscle va d'abord redoubler d'efforts, puis se fatiguer et enfin tomber dans une inertie relative ou complète. Mais tous ces phénomènes s'accompagnent de modifications importantes dans la forme de l'utérus. Ici, comme pour les rétrécissements du bassin ; l'anneau de Bandl, tiraillé vers le haut par le corps utérin, remonte, entraînant avec lui les parois du segment inférieur qu'il allonge ; en même temps que cet allongement, se produit encore un amincissement qui lui est proportionnel. On retrouve de nouveau la forme en sablier de l'utérus, les deux ventres séparés par un sillon transversal plus ou moins voisin de l'ombilic.

L'ascension de l'anneau de Bandl est peut être moins prononcée que dans les rétrécissements du bassin et, en tous cas, moins précoce et moins rapide, puisqu'il s'agit le plus souvent de primipares aux tissus résistants ; de plus, elle se fait a une période plus avancée de l'accouchement. Dans les rétrécissements du bassin, l'obstacle est élevé (détroit supérieur) ; il manifeste sa présence dès le début du stade d'expulsion, au moment de l'engagement. Au contraire, dans la résistance du périnée, l'énergie des contractions utérines ne doit augmenter qu'au 4e temps de l'accouchement, pour le dégagement.

L'inertie dans laquelle tombe l'utérus lorsqu'il est vaincu dans cette lutte, peut s'expliquer ici, comme à propos des angusties pelviennes, par la diminution de la surface suivant laquelle le corps utérin agit sur le fœtus : en effet les muscles du corps, en allongeant le segment inférieur, se raccourcissent et prennent un point d'appui de moins en moins large sur le fœtus pour l'expulser.

C. Rigidité du col.

Eliminant la rigidité spasmodique, dont nous n'avons pas d'exemple, nous nous bornerons à l'étude de la rigidité anatomique.

L'orifice externe forme un bourrelet assez épais, indolore, inextensible ; modérément dilaté, il limite en bas le canal cervico-utérin qui se trouve ainsi très rétréci dans ses régions inférieures.

Le canal cervico-utérin, distendu, revêt, dans les cas de rétrécissement du bassin et de résistance du périnée, la forme d'un conduit cylindrique ; ses deux ouvertures sont sensiblement parallèles et de même diamètre ; ses parois peuvent être très amincies et très allongées. Dans la rigidité du col, les choses se passent autrement. Les deux ouvertures du canal cervico-utérin sont bien encore parallèles entre elles, mais l'inférieure (orifice externe) est nécessairement plus étroite que la supérieure. D'où la forme d'un cône à base dirigée en haut que prend alors le segment inférieur.

Ce n'est pas tout. L'ascension de l'anneau de Bandl paraît plus difficile et plus lente à se faire ; elle n'atteint pas les proportions qui ont été indiquées plus haut. Il semble que la rigidité ne soit pas limitée exclusivement au col et que les tissus circonvoisins, y compris ceux du segment inférieur, participent aux altérations qui diminuent l'élasticité et l'extensibilité du col.

Est-ce à dire que le segment inférieur sera moins exposé à se rompre ? Certainement non ; moins élastique, il est devenu plus friable, et l'on sait avec quelle facilité se font les fissures qui, de l'orifice externe, gagnent le segment inférieur (Obs. XXXIV).

Ainsi parfois, dans la rigidité du col, l'anneau de Bandl remonte moins que dans les rétrécissements du bassin, par exemple ; la distension du segment inférieur est moins marquée, mais sa fragilité est plus grande. Elle est dûe non plus à la distension, mais aux altérations pathologiques qui sont la cause même de la rigidité. La forme de l'utérus est tout à fait spéciale : au lieu de présenter l'aspect en sablier sur lequel nous avons déjà insisté, l'utérus revêt ici l'apparence d'une grosse sphère terminée en bas par une sorte d'entonnoir peu élevé, constitué par le canal cervico-utérin. Si la cavité utérine est distendue par des gaz, la dilatation se fait presque entièrement aux dépens du corps. Nous verrons bientôt que, dans certains cas de dystocie fœtale, il n'en est pas ainsi.

Il est permis de supposer que dans les cas d'oblitération du col, le segment inférieur s'allonge pendant le travail et que l'anneau de Bandl remonte, comme dans les cas de rétrécissement du bassin. Les parois n'ont ici rien perdu de leur extensibilité.

Les tumeurs pelviennes, utérines ou ovariennes compliquant l'accouchement ont sans doute sur le segment inférieur une influence analogue à celle des rétrécissements du bassin. N'ayant pas d'observation où ces modifications soient indiquées, nous ne faisons que signaler ces causes probables de distension.

D. Contraction irrégulière de l'utérus.

Nous avons vu jusqu'ici l'élongation du segment inférieur se produire sous l'influence d'obstacles siégeant soit en dehors de l'utérus, soit du côté du col. Existe-t-il des cas où la contraction utérine puisse, à elle seule, occasionner les phénomènes dont nous nous occupons ?

Cette viciation de la contraction utérine répond à ce que certains auteurs, en particulier, Nægelé, Hohl, Scanzoni, etc., ont appelé la stricture utérine.

En pareil cas, il n'y a ni rétrécissement du bassin, ni résistance du périnée, etc., ni dystocie de cause fœtale, et pourtant l'anneau de Bandl s'accuse nettement à travers la paroi abdominale à une hauteur inusitée ; c'est, en somme, le même processus que ce qui a été décrit plus haut, mais la cause en est différente.

Jacquemier, dans son manuel d'accouchements, signale des faits de rétraction partielle, spasmodique de l'utérus parturient à l'union du corps avec le col (canal cervico-utérin) ; il ajoute que ces cas ne sont pas très rares.

Hosmer publie deux observations à côté desquelles il en place trois autres appartenant à Elliott (Obstet. clin., 1868) et exposées par ce dernier sous le nom de cas de contractions circulaires toniques des fibres utérines. Chez toutes ces malades, l'utérus était incomplètement divisé par une constriction annulaire en

deux cavités superposées. Une fois seulement l'anneau constric-
teur pùt être senti à travers la paroi abdominale antérieure ; les
autres fois, il ne fut découvert qu'au moment de l'introduction de
la main dans l'utérus pour faire la version : il se présentait alors
sous la forme d'un bourrelet saillant, circulaire, rigide et inextensible. La constriction siégeait le plus souvent dans le voisinage de
l'ombilic, quelquefois à égale distance du col et du fond de
l'utérus.

Duncan (1) parle aussi d'une constriction circulaire partageant
l'utérus en deux régions distinctes, et il signale les rapports de cet
état spécial avec une certaine variété d'inertie utérine : il distingue, en effet, deux sortes d'inertie au moment du travail, l'une
primitive, l'autre précisément secondaire aux changements surve-
nus dans la forme de l'organe.

Nous avons déjà relaté plus haut les liens étroits qui unissent
l'inertie utérine secondaire avec la contraction en sablier. Nous
citons ici quelques phrases de Duncan, qui, pour avoir trait au cas
spécial de la rétraction spasmodique, peuvent néanmoins se
généraliser et s'appliquer aux causes de dystocie maternelle étu-
diées ci-dessus.

« Dans l'inertie primitive, les contractions sont courtes, rares,
peu douloureuses ; dans l'inertie secondaire, elles sont fréquentes,
douloureuses et ont une durée normale. Dans la première, l'action
expulsive est faible ou absente, l'utérus est mollasse et ne réagit
pas contre la main qui le frotte ou le pétrit ; c'est le contraire
dans la seconde. Dans la première, le bord inférieur du corps de
la matrice ne peut être reconnu ou est perçu d'une manière
indistincte au-dessus de la symphyse ; dans la seconde, ce bord
est rapidement remonté jusque près de l'ombilic dès le début du
travail; il est, du reste, facilement reconnu : il est induré, mousse
et marque une limite entre le corps et le col (canal cervico-
utérin); les parois du corps ne laissent rien distinguer à travers
elles pendant la contraction, tandis que le col (canal cervico-

(1) Obst. Journ., n° 59.

utérin) est mince et tendu pendant la contraction, mais permet facilement de sentir les parties fœtales. »

Il y a donc ici encore élongation et amincissement du segment inférieur. L'obstacle est fourni par la contraction utérine elle-même qui, au niveau de l'anneau de Bandl, forme une filière étroite, appliquée sur le fœtus et qui l'empêche de progresser.

Le traitement, d'après Duncan, diffère d'une façon absolue de celui de l'inertie primitive. Eviter les oxytociques : l'utérus doit être plutôt calmé que stimulé. Les opiacés et le chloroforme seront utiles. C'est, en effet, contre la rétraction spasmodique qu'il faut diriger les efforts de la thérapeutique, beaucoup plus que contre l'inertie utérine.

Nous avons vu jusqu'ici la distension porter à la fois sur toutes les parois du segment inférieur consécutivement à certaines causes de dystocie maternelle. Mais il existe des circonstances où l'élongation ne se manifeste que d'un côté, soit en avant, soit en arrière. C'est, en particulier, ce qui se passe dans la dilatation sacciforme décrite par Depaul : la paroi postérieure du segment inférieur est remplie par une partie fœtale et plonge dans l'excavation.

La paroi antérieure est plus fréquemment repoussée par la tête : celle-ci descend alors, coiffée par le segment inférieur qui, en ce point, s'amincit de plus en plus.

L'orifice du col est dévié en arrière et en haut, parfois difficilement accessible ; on croit que le col est complètement dilaté et cette erreur de diagnostic est des plus graves si on applique le forceps sur le segment inférieur. Ou bien on croit à une oblitération du col, et on peut encore se laisser aller à une intervention mal appropriée.

b. Dystocie fœtale.

Nous étudierons quelques accouchements laborieux dans des cas de présentation du siège décomplété mode des fesses, de procidence des membres, de présentation de la face et de l'épaule.

E. Présentation du siége décomplété mode des fesses.

Obs. XXXVIII et XXXIX

Dans ces faits particuliers, l'obstacle à l'accouchement vient de deux causes : le fœtus n'a pas la flexibilité ordinaire puisqu'il est maintenu rigide par les deux membres inférieurs faisant office d'attelles : d'où une certaine difficulté pour le dégagement. De plus, les contractions utérines sont insuffisantes au début et elles deviennent de plus en plus faibles à mesure que le travail se prolonge.

Le siège de l'enfant vient s'arc-bouter sur le plancher périnéal et ne s'incline pas vers la vulve ; l'utérus, en se contractant, n'a pas d'action efficace sur son contenu qui est immobilisé. Le segment inférieur est encore allongé comme dans les faits signalés plus haut ; l'anneau de Bandl remonte ; l'utérus prend la forme en sablier à sillon transversal : le ventre supérieur du sablier est sphérique, l'inférieur cylindrique est formé par le canal cervico-utérin distendu à peu près également sur toutes ses parois.

Si l'enfant succombe, la physométrie est bien plus prononcée dans le compartiment supérieur que dans l'inférieur. C'est en présence de cas de ce genre que notre maitre, M. Bar, nous a fait remarquer ce que devient le segment inférieur après l'expulsion de l'enfant, lorsque la distension a été poussée à un point très marqué.

Le corps de l'utérus revient sur lui-même, contenant encore le placenta, comme dans l'état normal. Pour le canal cervico-utérin, c'est tout différent. Son élasticité a pour ainsi dire été forcée ; ses fibres ont été élongées à tel point qu'elles ont perdu momentanément leur propriété contractile : elles ne reviennent pas sur elles-mêmes après la naissance de l'enfant. Il en résulte que si le corps de l'utérus diminue de volume en augmentant de consistance, le segment inférieur conserve au contraire les dimensions qu'il avait au moment de l'accouchement ; il est de plus beaucoup plus flasque, puisqu'il est vide du fœtus qui lui servait de soutien. C'est ainsi que le corps de l'utérus peut rester élevé dans l'abdomen après l'accouchement ; c'est ainsi qu'il est rattaché au vagin par un pédicule très long et très lâche, le segment inférieur, ce qui explique l'extrême facilité avec laquelle le globe utérin se déplace dans le ventre, à tel point que, si l'on n'est pas prévenu, on peut croire que l'utérus est séparé du vagin par une déchirure.

Il faut aussi noter la manière dont se comportent les deux parties de l'utérus pendant l'expulsion. Tant qu'une partie du fœtus (la tête dans ces cas particuliers) se trouve encore dans la cavité du corps, rien de bien spécial, excepté la forme en sablier. Mais lorsque le fœtus est tout entier sorti du corps pour rester encore un moment après dans le canal cervico-utérin, on remarque alors (obs. XXXIX) ce qui suit : Le corps utérin contenant le placenta est rétracté, forme une masse ronde qui semble d'abord se confondre avec la partie fœtale qu'elle vient à peine de chasser. A mesure que le fœtus progresse, on voit son extrémité supérieure se séparer peu à peu du globe utérin et devenir de plus en plus distincte jusqu'au moment où elle disparaît en s'engageant entièrement dans l'excavation. On a eu pendant un moment sous les yeux deux tumeurs qui d'abord paraissaient n'en faire qu'une, puis qui se sont superposées en s'éloignant de plus en plus l'une de l'autre. C'est que la tumeur la plus élevée, formée par le corps de l'utérus, est restée à sa place, tandis que la tumeur inférieure, appartenant au fœtus, est descendue dans l'excavation pour se dégager ensuite à la vulve.

Lorsque le corps utérin est ainsi élevé dans la cavité abdominale, on pourrait peut-être le prendre soit pour un second œuf, soit pour un fibro-myome ; on pourrait encore penser à une rupture complète des attaches vaginales de l'utérus. Ce dernier point du diagnostic a déjà été indiqué. Mais nous y revenons à dessein, à cause des sensations toutes spéciales que l'on éprouve en introduisant le doigt dans la cavité d'un segment inférieur pareillement distendu. On distingue l'orifice externe du col, qui est très mou ; au-dessus de lui, on arrive dans une vaste cavité dont on ne sent d'abord pas les parois. Au palper combiné avec le toucher, on constate une minceur de tissus vraiment effrayante ; si bien que la paroi abdominale paraît être seule comprise entre la main explorant l'hypogastre et le doigt introduit dans l'utérus. On dirait que la paroi utérine n'existe plus, qu'elle est en cet endroit largement déchirée. Sur les côtés, en arrière, même sensation. Ce n'est qu'en touchant avec soin qu'on finit par distinguer une paroi lisse, unie, très molle, très peu résistante et extrêmement mince. Cette paroi a les mêmes caractères sur tout le pourtour du segment inférieur ; elle se continue en haut avec un bourrelet transversal, épais et solide, sur lequel arrive le doigt lorsqu'on le pousse assez haut ou lorsqu'on a abaissé le corps utérin.

Nous retrouverons cette cavité à propos de la délivrance.

Nous n'avons pas d'observation personnelle de présentation du sommet avec hydrocéphalie. Benckiser et Hofmeier (1) en rapportent un cas. La distension du segment inférieur était très considérable et avait été poussée jusqu'à la rupture utérine. Le col était resté intact et n'avait pas pris la moindre part à la formation de la cavité de l'œuf. Les auteurs relatent cette observation pour prouver que le segment inférieur ne provient pas du col. Avant eux, Simpson et Bandl, entre autres observateurs, avaient noté l'amincissement de la paroi utérine par la tête augmentée de volume et avaient considéré cet état comme préparant la rupture. Bornons-nous à indiquer que la distension est ici la même sans doute pour toutes les parois du segment inférieur et que cette forme de distension se rapproche de celle que nous avons observée dans les cas de présentation du siège décomplété mode des fesses, cités plus haut.

Nous venons de voir le segment inférieur uniformément distendu, également allongé sur toutes ses parois, en avant, en arrière et sur les côtés. La distension peut-elle être inégale et porter sur certains points plus que sur certains autres? C'est ce que nous allons examiner maintenant.

(1) Contribution à l'anatomie de l'utérus gravide. 1887.

F. Procidence des membres.

L'observation XL n'a pas été rangée dans le chapitre des rétrécissements du bassin ; le conjugué du détroit supérieur s'y trouve bien raccourci, mais il n'a pas été l'obstacle véritable à la sortie du fœtus : immédiatement après la réduction de la procidence, l'accouchement s'est terminé spontanément.

Le membre procident a d'abord agi en rétrécissant l'aire du détroit supérieur, et le segment inférieur a eu en somme à se comporter comme en présence d'une angustie pelvienne. Aussi n'insisterons-nous pas sur la forme en sablier de l'utérus, sur l'ascension de l'anneau de contraction, etc. Mais il y a quelque chose de plus. Le bras procident pouvait, par son coude, s'appuyer sur la paroi du segment inférieur, la soulever et la tendre ; à l'allongement général se serait ajoutée une distension partielle limitée au point répondant précisément au coude. A ce niveau, l'amincissement aurait été encore plus marqué qu'ailleurs, et si la cause de dystocie avait subsisté, une rupture de l'utérus aurait pu se produire là, et s'étendre davantage ensuite.

Examinons ce qui se passe lorsqu'au lieu d'un membre c'est une grosse partie fœtale qui vient soulever inégalement la paroi du segment inférieur.

G. Présentation de la face.

Dans l'observation XLI, l'utérus est oblique : son fond est fortement incliné vers la droite. Du côté de la fosse iliaque gauche, on trouve une saillie qui répond à l'occiput du fœtus et qui donne à l'organe gestateur une forme bilobée. Il existe un anneau de contraction apparent à travers la paroi abdominale antérieure ; mais il n'est plus parallèle au détroit supérieur ou à l'orifice du col dilaté : il est oblique de gauche à droite et de haut en bas. A gauche, il est assez élevé au-dessus du détroit supérieur et répond à peu près à la nuque du fœtus. A droite, il se perd au niveau du détroit supérieur. Le segment inférieur très développé à gauche est à peine indiqué à droite.

Tout le fœtus est encore contenu dans le corps de l'utérus, sauf la tête. La face se présente à l'orifice du col, le menton dirigé à droite, non loin du bord correspondant de l'anneau de Bandl. L'occiput refoule à droite et en haut la paroi latérale gauche du segment inférieur et la distend d'autant plus que les contractions utérines se prononcent davantage.

Le fond de l'utérus est très incliné à droite. Le fœtus est aussi obliquement situé que l'organe qui le contient et qui le pousse : il est dirigé de haut en bas et de droite à gauche vers la paroi latérale gauche du segment inférieur et il la distend. Une partie de la force utérine est employée à cette distension, puisque le fœtus ne tombe pas d'aplomb sur l'orifice cervical.

L'amincissement du canal cervico-utérin est donc partiel en pareil cas : il ne porte que sur la paroi opposée au point où se trouve le fond de l'utérus. Mais, ici, une seule paroi fait tous les frais de l'amincissement et de l'élongation et est seule à lutter contre l'action du corps utérin. Le danger de rupture semble donc être plus grand, et si la solution de continuité se produit, ce sera du côté de l'occiput, du côté de l'amincissement.

Cela est surtout à craindre dans les présentations de l'épaule bien plus que dans celles de la face, où la tête est la seule partie fœtale qui soit contenue dans le segment inférieur. Celui-ci est donc relativement peu dilaté.

II. Présentation de l'épaule.

Ici, comme dans le cas cité plus haut, il y a encore obliquité de l'utérus : le fond est par exemple en haut et à droite, tandis que la tête du fœtus est dans la fosse iliaque gauche. Le corps utérin pousse le fœtus obliquement dans la paroi du segment inférieur qui est diamétralement opposée au fond. L'anneau de Bandl est encore oblique et, en se rétractant, il se rapproche du fond de l'utérus. Une partie plus ou moins considérable du fœtus sort du corps pour se placer dans le canal cervico-utérin et le distendre. L'amincissement se fera encore du côté de l'occiput de préférence, et c'est aussi de ce côté que se produira le plus souvent la rupture.

Le danger est plus grand dans la présentationn de l'épaule que dans celle de la face. C'est que si les contractions luttent violemment contre l'obstacle, elles finissent par engager la face et par faire descendre la partie fœtale, et le segment inférieur momentanément dilaté dans une de ses parois sera soulagé. Au contraire, dans la présentation de l'épaule, le fœtus ne peut pas descendre d'une manière sensible dans l'excavation : il semble glisser sur la surface du détroit supérieur sans s'y engager notablement et il vient appuyer par sa tête sur une paroi latérale du canal cervico-utérin. L'effet est d'autant plus désastreux que les contractions sont plus fortes et plus prolongées.

I. PLACENTA PRÆVIA.

Nous citerons seulement ici quelques passages du travail d'Hofmeier, relatifs à l'état du segment inférieur et à la durée du travail en pareil cas ; nous exposerons ensuite sommairement ce qu'il nous a été donné d'observer.

Hofmeier (1) rappelle que, pendant la grossesse, les cotylédons placentaires adhèrent assez solidement au segment inférieur, d'où une immobilité relative de la zone inférieure de l'utérus. De plus, le fœtus est séparé en ce point de son enveloppe utérine par un coussin épais que lui fournit le placenta, et il ne s'appuie plus directement sur l'orifice interne du col. Le segment inférieur est en un mot beaucoup moins exposé aux alternatives d'allongement et de raccourcissement dont il a été question plus haut, et cela pour deux raisons : 1° parce que le segment inférieur est plus

(1) *Hofmeier*. Bonn 1886.

intimement uni aux cotylédons qu'il ne l'est avec les membranes
en cas d'insertion normale ; 2° parce que les poussées exercées
par le fœtus sont amorties par le gâteau placentaire.

Il en résulte qu'au moment du travail, il ne se forme jamais de
fortes différences d'épaisseur entre le corps et le segment inférieur,
et que l'anneau de Bandl ne remonte pas à beaucoup près aussi
haut que nous l'avons vu dans quelques circonstances.

Ce fait est d'autant plus remarquable que l'accouchement est
d'ordinaire assez lent à se terminer en pareil cas : les douleurs
sont moins vives qu'à l'état normal. C'est ici qu'intervient encore
l'adhérence du placenta, qui maintient en place le tissu utérin
voisin de l'orifice interne, tandis que la facilité avec laquelle les
membranes se décollent du segment inférieur, en temps ordinaire,
favorise singulièrement l'effacement et la dilatation du col.

Tout ce qui précède est vrai, surtout quand l'insertion vicieuse
se fait centre par centre. S'il y a placenta prævia marginal ou
latéral, ou bien les membranes se rompent prématurément (ce
sont les faits sur lesquels a insisté M. Pinard), ou bien elles résis-
tent et, obéissant à la tendance qu'elles ont d'habitude au niveau
du segment inférieur, elles se décollent ; mais en même temps
elles entraînent avec elles le bord du placenta sur lequel elles
s'attachent. On observe alors un écoulement sanguin ante partum,
le plus souvent léger et causé par un décollement partiel et prématuré du placenta inséré dans le voisinage de l'orifice interne.

Notre observation XLIII montre un placenta prævia partiel
décollé sur toute la paroi du segment inférieur qui lui correspond,
adhérent au contraire au-dessus de l'anneau de Bandl. Celui-ci est
marqué sur la surface d'insertion placentaire, et sur elle seulement, par une ligne blanchâtre transversale suivant laquelle les
tissus sont beaucoup plus anémiés qu'au-dessus et au-dessous :
c'est qu'ils ont été comprimés sur la tête du fœtus par les contractions utérines. L'anneau de Bandl, en se contractant, a agi
comme une sangle circulaire, comme une corde, appliquant sur le
plan résistant de la tête fœtale la muqueuse utérine et le placenta.
Aussi celui-ci présentait-il sur sa face utérine un sillon transversal

et un amincissement linéaire qui répondait exactement à la trace de l'anneau de Bandl marquée sur la muqueuse en cet endroit.

En dehors de l'insertion placentaire, pas trace d'anneau de contraction.

Sur cet utérus, nous avons pu constater encore :

Le peu d'amincissement du segment inférieur par rapport au corps ;

Le peu d'allongement qu'il a subi dans le sens de la hauteur.

L'insertion vicieuse du placenta donne à Hofmeier une preuve que le col ne s'ouvre pas avant la fin de la grossesse et qu'il ne contribue pas à former le segment inférieur. Si, en effet, l'orifice interne s'évasait prématurément, toutes les femmes ayant une insertion vicieuse du placenta auraient, sans exception, des hémorrhagies avant le travail ; or cette règle est loin d'être universellement vraie sous une forme aussi absolue.

J. Rupture utérine.

Depuis Bandl, le mécanisme de la rupture spontanée et son siège sur le segment inférieur sont bien connus de tous. Le plus souvent, la déchirure porte d'abord sur une partie latérale, le long d'un bord de l'organe puis, au niveau de l'anneau de contraction, elle devient horizontale et suit assez exactement la direction de cet anneau, immédiatement au-dessous duquel elle se trouve. Il existe ainsi une solution de continuité verticale et une horizontale, de manière que la rupture a la forme d'un L (⌐) ; mais souvent la branche verticale se prolonge sur le corps proprement dit, dans un espace de 1 à 2 centimètres. Seulement, tandis que la cavité du segment inférieur est complètement ouverte et communique largement avec le tissu sous-péritonéal, la cavité du corps, au contraire, reste fermée, c'est-à-dire que la paroi du segment inférieur est déchirée dans toute son épaisseur, tandis que celle du corps n'est rompue que dans ses couches les plus superficielles.

La rupture spontanée de l'utérus est le résultat de l'élongation et de l'amincissement du segment inférieur.

En mettant à part les faits de rigidité du col et de placenta prævia, on peut dire que lorsqu'il existe un obstacle à l'expulsion du fœtus, le segment inférieur augmente de hauteur, s'allonge et s'amincit d'autant plus que la période d'expulsion se prolonge. Mais deux cas se présentent :

1° Ou bien l'utérus a sa direction normale : l'axe de son corps, à peu près vertical, vient tomber vers le centre du détroit supérieur.

2° Ou bien l'utérus est incliné anormalement : il est en latéroflexion ou antéflexion ; l'axe du corps est donc oblique par rapport au plan du détroit supérieur et aussi par rapport au plan de l'orifice cervical.

1° Dans le premier cas, les forces du corps utérin se concentrent en une résultante dont la direction est la même que celle de l'axe de l'organe ; elles appuient toutes sur l'orifice cervical et, en le dilatant, préparent la voie du fœtus. S'il y a obstacle à l'expulsion (rétrécissement du bassin, résistance du périnée, siège décomplété mode des fesses, etc.), l'anneau de Bandl remontera et le segment inférieur se distendra ; ses parois s'aminciront, mais uniformément, c'est-à-dire que la paroi antérieure par exemple ne sera ni plus ni moins élongée que les parois latérales ou réciproquement. La distension sera donc également répartie sur tous les points ; le danger de rupture sera moins immédiat, puisque l'élasticité de toute la région sera sollicitée et utilisée, ou plutôt telle partie du segment inférieur ne sera pas plus amincie que telle autre et les résistances seront égales partout. Le moment de la déchirure est donc retardé.

2° Si le corps de l'utérus est oblique, si l'organe est en antéflexion ou en latéroflexion (présentation de la face, de l'épaule, etc.), son axe ne tombe plus d'aplomb sur l'orifice cervical. Il se termine en bas, en un point de la région qui entoure l'orifice interne du col. Ce point appartient au segment inférieur : c'est lui qui va

Demelin.5

supporter directement la poussée du muscle utérin, c'est lui qui va se dilater et s'amincir.

Cet amincissement portera sur une surface assez large, si la partie fœtale qui obéit à la contraction utérine est volumineuse et régulière; il portera sur un espace limité lorsqu'il y aura procidence d'un membre, par exemple lorsqu'un coude viendra s'appuyer contre la paroi du segment inférieur.

L'élongation intéressera donc ici une seule paroi et non plus toutes les parois. Le côté distendu sera évidemment le lieu d'élection de la rupture; celle-ci se produira dans la région du segment inférieur diamétralement opposée au point vers lequel est incliné le fond de l'utérus : rupture de la paroi latérale gauche du segment inférieur si le fond de l'utérus est incliné à droite, rupture de la paroi postérieure s'il y a antéflexion.

En un mot, l'accouchement, au lieu de s'effectuer par l'orifice du col, se fera à travers la paroi du segment inférieur.

Dans les cas de grande distension du segment inférieur, l'extrême minceur de ses parois éveille de suite l'idée d'une rupture utérine. Il semble que la matrice soit complètement détachée de ses insertions vaginales, tant elle est élevée et mobile dans la cavité abdominale après l'expulsion du fœtus. Et cependant il n'existe pas de déchirure. Il est possible qu'on ait confondu certains de ces cas avec de soi-disant ruptures incomplètes qui ont guéri.

En présence d'une élongation considérable du segment inférieur, quelle est la conduite à tenir ?

En général, cette distension n'apporte pas avec elle d'indication particulière : d'autres raisons commandent en même temps qu'elle de terminer rapidement l'accouchement. Néanmoins, lorsque l'anneau de Bandl est remonté au niveau ou au-dessus de l'ombilic, il faut craindre la rupture utérine et agir de manière à favoriser l'expulsion du fœtus.

OPÉRATIONS

*Forceps. — Version. — Délivrance artificielle. — Opération cé-
sarienne. — Opération de Porro.*

Nous ne pouvons qu'indiquer ce chapitre.

Parfois le col se dilate mal. La paroi antérieure du segment
inférieur est fortement poussée en bas par la tête du fœtus; elle
s'amincit au point qu'à un examen superficiel on peut croire que
le col est entièrement dilaté et que les os du crâne sont à nu sous
le doigt qui les explore. Il faut prendre garde à cette disposition:
si elle passe inaperçue, elle expose à de grands dangers en cas
d'application du forceps. L'instrument peut alors arracher une
partie de la paroi utérine ou du col.

Lorsque la poche des eaux est rompue depuis longtemps, l'utérus est parfois rétracté sur le fœtus en présentation du sommet
avec une telle énergie qu'il ne fait pour ainsi dire plus qu'un avec
lui. Le forceps appliqué sur la tête entraîne l'utérus en même
temps que l'enfant. Les difficultés viennent sans doute de toute
la zone de l'utérus située au-dessus de l'anneau de contraction.

Dans certains cas de version, au moment où la main est introduite dans l'utérus, elle a la sensation d'une bride circulaire plus
ou moins énergique qui correspond à l'anneau de Bandl. Parfois
cette bride étreint la main de l'opérateur et l'applique contre le
fœtus: d'où de grandes difficultés pour terminer la version.

La contraction de l'anneau de Bandl peut aller jusqu'à empêcher la main de l'opérateur de pénétrer plus haut (obs. XL). La
version est impraticable : elle produirait infailliblement une rupture utérine. Au-dessous de l'anneau de Bandl, on peut suivre
des yeux tous les mouvements que fait la main de l'opérateur, si
bien qu'on est frappé de la superficialité de cette main et qu'on

pense malgre soi à la rupture utérine. Au-delà de l'anneau, les mouvements sont vus plus confusément à travers la paroi abdominale.

Pour opérer une délivrance artificielle, on peut parfois être très gêné par la rétraction spasmodique de l'anneau de Bandl.

L'incision de l'utérus dans l'opération césarienne doit porter sur les régions supérieures, le l'utérus pour plusieurs raison, antisepsie, etc, et, entre autres, parce qu'après l'extraction de l'œuf, la paroi utérine est en moyenne trois fois plus épaisse à ce niveau que sur le segment inférieur : d'où une plus grande facilité pour la réunion de la plaie utérine (Bar).

Dans l'opération de Porro, le pédicule est-il formé aux dépens du segment inférieur ?

Nous avons vu que ce segment s'allonge pendant l'accouchement et même qu'il a déjà de 5 à 7 centimètres de haut à la fin de la grossesse, avant tout début de travail. Or, après l'expulsion du fœtus, si la régression est plus lente à se faire en ce point qu'au-dessus, elle finit néanmoins par s'opérer, et même d'une manière assez énergique. D'après Hofmeier, en effet, le segment inférieur n'existerait pas à l'état préformé sur l'utérus non gravide : c'est donc qu'il disparaîtrait complètement plus ou moins longtemps après l'accouchement. Sans aller jusqu'à affirmer cette disparition complète, on doit cependant reconnaître qu'il existe là une force de rétraction lente à se mettre en jeu, mais qui deviendra assez énergique. C'est pourquoi dans l'opération de Porro « M. L. Championnière pense qu'il y aurait avantage à faire l'incision de telle façon que l'ombilic corresponde en son milieu. Il se propose par là d'ouvrir l'utérus sur un point élevé et de ne pas intéresser toute sa face antérieure. De cette façon, il n'est pas nécessaire d'exciser tout le corps de l'utérus, et M. L. Championnière pense qu'on peut avoir ainsi un pédicule plus long et moins exposé à être tiraillé (Maygrier) (1) ».

(1) *Maygrier* — Étude sur l'opération de Porro. Thèse Doct., 1880.

4° Délivrance

De la délivrance normale.
De quelques complications de la délivrance.

A. Délivrance normale

Schröder et Stratz (4) s'expriment comme il suit :

« Lorsque le placenta est détaché par les contractions de l'utérus et chassé hors de celui-ci, il reste généralement dans le segment inférieur ou dans le col jusqu'à ce qu'il soit expulsé par une autre cause. Les contractions utérines sont impuissantes pour cela : il faut une autre force, soit le poids même du placenta — mais alors la pesanteur agit non dans le décubitus horizontal, mais dans la position assise ou verticale —, soit la pression abdominale volontaire ou involontaire. Lorsque ces causes viennent à manquer, le placenta reste un temps indéterminé au-dessous de l'anneau de contraction ainsi que l'a démontré dernièrement Ahlfeld.

« Immédiatement après l'expulsion de l'enfant, le fond de l'utérus se trouve, dans la plupart des cas, à la hauteur du nombril ou à quelques centimètres au-dessus ou au-dessous. Cependant, dans 30 accouchements terminés au forceps, avec narcose profonde et position horizontale sur le dos, le fond de l'utérus est resté à la même hauteur après qu'avant la naissance de l'enfant. En général après l'accouchement, les femmes respirent profondément ou se soulèvent pour voir l'enfant, et ce mouvement fait immédiatement descendre le fond de l'utérus. Lorsque la position de l'accouchée n'est pas complètement horizontale, l'utérus descend lentement, immédiatement après l'accouchement, jusqu'à l'entrée du bassin, et le fond vient alors au niveau de l'ombilic. A ce moment, si on

(1) *Schröder* et *Stratz.* — Bonn. 1886.

introduit la main dans la cavité utérine, on peut à volonté mobiliser le corps de l'utérus et le déplacer soit vers le diaphragme, soit vers les flancs, autant qu'on le désire.

« Il semble donc que la position normale du fond de l'utérus, immédiatement après la naissance de l'enfant, se trouve près des fausses côtes et que l'organe est ensuite ramené à l'entrée du bassin par son propre poids ou par la pression abdominale. Le segment inférieur et le col, vides et flasques ne peuvent plus maintenir le corps dans sa situation première.

« La main introduite dans le vagin sent souvent le sac mou et flasque formé par le col et le segment inférieur, dans lequel tend à pénétrer une partie du placenta.

« Il n'est pas toujours facile de déterminer l'emplacement du véritable orifice interne de la matrice, à cause de la mollesse du canal cervico-utérin : nous sommes cependant parvenus, dans 10 cas sur 25, à sentir sur la paroi antérieure un soulèvement circulaire distinct, deux fois plus éloigné de l'anneau de contraction que de l'extrémité libre de la lèvre antérieure du col.

« Le passage du placenta à travers l'anneau de contraction se fait généralement 15 à 20 minutes après la naissance. L'arrivée du placenta dans le segment inférieur est marquée par l'élévation du fond de l'utérus, qui remonte vers l'épigastre, par la diminution de l'organe en largeur et par l'apparition de l'anneau, qui, au moment des contractions, devient visible à travers la paroi abdominale.

« Les moyennes des mesures pratiquées dans 50 cas sont les suivantes :

Distance du fond de l'utérus au bord supérieur de la symphyse :

Immédiatement après l'expulsion de l'enfant   14 cent.

Après l'arrivée du placenta dans le segment
inférieur   20,5.

Le fond de l'utérus remonte donc en moyenne de 65 millim.

« De plus, il reste rarement sur la ligne médiane : au contraire, il s'incline le plus souvent à droite dans la 1re position du sommet, à gauche dans la 2e position.

« Le corps de l'utérus diminue de largeur. En effet,

Femme Braun, 36 ans, primipare, 1ʳᵉ position du sommet. Après la naissance de l'enfant, le fond de l'utérus est incliné à droite. Le ligament rond gauche regarde en avant.

Distances du bord supérieur de la symphyse au fond de l'utérus :

Immédiatement après l'accouchement :

     Hauteur 12 c.   largeur du fond 14,5

Cinq minutes après l'accouchement :

     Hauteur 13,5   largeur du fond 13

Quinze minutes après l'accouchement :

     Hauteur 15,5   largeur du fond 12

« L'anneau de contractions apparaît particulièrement bien dans les cas où le placenta se décolle de la manière décrite par Schultze. Si le placenta descend de champ, l'anneau est beaucoup moins visible, parce que le bord supérieur du placenta reste dans le segment supérieur de l'utérus et que l'écoulement sanguin se fait librement au dehors.

« Si l'on fait une légère expression en appliquant le bord de la main au niveau de l'anneau de contraction, au-dessous du corps contracté de l'utérus, le placenta paraît à la vulve ; et quand la main est retirée, l'utérus descend et son fond (moyenne de 50 cas) se trouve à 11 centimètres au-dessus de la symphyse, c'est-à-dire à 3 centimètres plus bas qu'immédiatement après la naissance de l'enfant (Schröder et Stratz). » •

Nous avons eu l'occasion de vérifier l'exactitude de cette description.

Ainsi, après l'issue du fœtus et pendant que le placenta se décolle, l'utérus, quoique revenu sur lui-même dans le sens transversal, peut maintenir son fond à la même hauteur que pendant l'accouchement. La régression utérine se fait bien aussi dans le sens vertical ; mais elle intéresse seulement le corps proprement dit, tandis que le segment inférieur se rétracte à peine. C'est ce que démontre le palper. On trouve alors en effet, dans les régions supérieures de l'abdomen, un globe solide aux parois résistantes : c'est l'utérus contenant le placenta. Il est limité en bas par un bord transversal également résistant et facile à sentir à travers la paroi abdominale. Au-dessous du globe utérin, on ne sent que des tissus mous qu'il est impossible de délimiter ; ces tissus servent d'attaches vaginales au globe utérin qui est très mobile sur elles et qui, au moindre mouvement de la femme ou sous l'influence de la moindre pression, peut se déplacer et descendre vers le bassin. Le segment inférieur qui constitue le pédicule flasque du corps rétracté a peu d'énergie pour se rétracter lui-même. Aussi lorsque le globe utérin, obéissant soit à la pesanteur soit à une poussée extérieure, descend vers l'hypogastre, le segment inférieur se replie sur lui-même et se plisse.

Par le toucher vaginal, on peut alors, en suivant le cordon, arriver au fond du vagin sur un bourrelet musculaire épais, circulaire, au-delà duquel le placenta est encore retenu. Ce bourrelet fait partie du corps proprement dit de la matrice et en forme le bord inférieur. Sur un même plan, on peut sentir alors l'orifice externe du col. Qu'est donc devenue la hauteur du canal cervico-utérin ? En raison de leur flaccidité et de leur minceur, ses parois se sont repliées sur elles-mêmes, formant comme une sorte de collerette au bourrelet épais que n'a pas encore traversé le placenta.

Surviennent des contractions qui le décollent et l'expulsent. Le délivre passe alors dans le canal cervico-utérin : il reste un moment compris au-dessous du bourrelet inférieur du corps et au-dessus de l'orifice externe du col. De l'orifice interne il n'est plus question, sauf exception, comme l'indique Schröder. Les parois du segment inférieur sont dépliées ; le canal cervico-utérin, rempli par le délivre, est distendu modérément par lui. Cette distension a pour effet de faire remonter le corps et le fond de l'utérus débarrassé du placenta.

Enfin, lorsque l'arrière-faix est tombé dans le vagin, au-dessous de l'orifice externe, nouvelle descente du globe utérin qui n'est plus soutenu par le coussin que lui formait le délivre enfermé dans la cavité du canal cervico-utérin.

La mollesse et la flaccidité du segment inférieur et du col avait été nettement indiquée, avant Schröder et Stratz, par Jacquemier. « C'est, dit-il, un véritable canal, long de 2 à 3 pouces, resserré en haut et largement ouvert en bas, présentant à l'intérieur des reliefs et des anfractuosités et donnant la sensation de l'utérus à l'état d'inertie. C'est qu'en effet cette partie a été fort distendue mécaniquement et n'a recouvré que très imparfaitement sa contractilité et son irritabilité naturelles ; mais la portion qui correspond à l'orifice interne s'est rétractée comme le reste de l'utérus, et c'est dans ce point que le placenta est retenu et qu'il trouve le plus de difficulté à passer. » Si, dans cette dernière phrase, on entend par orifice interne l'emplacement de l'anneau de Bandl, le bourrelet circulaire qui sert de bord inférieur au corps de l'utérus, on aura la répétition exacte de ce qui a été décrit plus haut d'après Schröder et Stratz.

La flaccidité du segment inférieur, jointe à la lenteur de sa rétraction après l'expulsion du fœtus, favorise certains accidents de la délivrance dont nous allons maintenant nous occuper.

B. De quelques complications de la délivrance

1° *Hémorrhagies*.

Il ne sera pas question des hémorrhagies qui se font dans la cavité du corps utérin et qui s'accompagnent, entre autres symptômes, d'une atonie de tout l'organe. Nous nous occuperons non de l'inertie totale, mais de l'inertie partielle limitée au segment inférieur.

Rappelons-nous ce qui se passe dans la délivrance normale : le placenta, en arrivant dans le segment inférieur, fait remonter le corps de l'utérus vers les fausses côtes : il lui forme une sorte de coussin qui est lui-même momentanément soutenu par l'orifice

externe du col. Remplaçons le délivre par des caillots et nous ob-
serverons le même déplacement du corps utérin.

Comment se produisent les variétés d'hémorrhagies qui se rapportent aux faits que nous étudions ?

Jacquemier nous dit encore : « Dans quelques cas, on pourrait
croire au premier abord que l'hémorrhagie n'est pas symptomati-
que de l'inertie de l'utérus, parce que cet organe semble régulièrement contracté et qu'il l'est même assez souvent d'une manière
spasmodique tandis que le sang s'échappe avec abondance de
ses vaisseaux. Mais, dans ce cas, la contraction n'est que partielle,
et la portion à laquelle adhérait ou adhère encore partiellement
le placenta est dans l'inertie... L'écoulement sanguin peut
persister avec opiniâtreté dans des cas où l'utérus est régulièrement rétracté et nullement inerte. Cela arrive assez souvent
lorsque le placenta a été inséré sur le col. Cette partie restant
naturellement dans un état très prononcé de relâchement, les
vaisseaux ouverts qui s'y trouvent ne peuvent être que très imparfaitement fermés. »

Dans le texte de Jacquemier, de même qu'orifice interne
veut dire anneau de contraction ou ligne de séparation du corps
et du segment inférieur, de même l'expression de col se rapporte
au col et au segment inférieur réunis. Pour Jacquemier, le col
s'allonge après l'accouchement : c'est la même interprétation que
nous avons vue donnée par Duncan, Heckei, Martin, Braune,
Lott, etc. Nous savons que ce soi-disant col de 6 à 7 centimètres
de haut est constitué en réalité par le canal cervico-utérin.

Ainsi donc, dans certains cas (obs. XLVII et XLVIII), le corps de
l'utérus est bien contracté après l'expulsion du délivre ; il est
ferme et dur comme à l'état normal ; seulement, il est trop haut
dans l'abdomen. On sent nettement par la palpation le bourrelet
transversal qui le limite inférieurement et, au-dessous, jusqu'à
la symphyse, parfois sur une hauteur d'un travers de main, une
mollesse notable des tissus, qui constraste avec la résistance du
globe utérin.

Il s'écoule en même temps du sang par la vulve, ou bien, au

contraire, il n'y a rien d'apparent au dehors ; mais la femme est pâle, elle a des bourdonnements d'oreilles, des éblouissements, des nausées, bref, tous les symptômes généraux d'une hémorrhagie interne. Au toucher, on trouve le vagin comme à l'état normal ; l'orifice externe du col est obstrué par des caillots et, si on pénètre au-dessus de cet orifice, on arrive dans une cavité assez vaste, à parois très minces et remplie de caillots sanguins. Cette cavité est limitée en haut par le corps de l'utérus ; elle est formée par le canal cervico-utérin. Après l'avoir débarrassée des caillots qu'elle contenait, si on y dirige une injection, l'eau distend les parois du segment inférieur, qui vient bomber à l'hypogastre, comme fait la vessie lorsqu'elle est distendue par l'urine. La pression sur le fond de l'utérus fait à peine ressortir le liquide de l'injection : c'est à l'hypogastre qu'il faut appuyer pour obtenir ce résultat. Au palper combiné avec le toucher, on constate facilement à travers la paroi abdominale l'extrême minceur de la paroi du sac où les caillots s'étaient accumulés.

Dans nos observations, l'examen du délivre a montré que le placenta s'insérait partiellement sur le segment inférieur. A ce niveau, les vaisseaux sont restés béants après le décollement du gâteau placentaire, et cela en raison de la flaccidité du segment inférieur. Le sang s'est accumulé dans cette cavité et a fait remonter le corps de l'utérus rétracté.

D'autres fois, ainsi que notre maître, M. Bar, l'a observé, pareille distension du segment inférieur, pareille ascension du corps de l'utérus se produisent à la suite d'hémorrhagies de la délivrance sans qu'il y ait eu insertion partielle du placenta sur les régions voisines du col (Bar, communication orale).

Une fois le diagnostic établi, la conduite à tenir sera d'évacuer les caillots, puis de faire au-dessus de l'orifice externe du col une ou plusieurs injections d'eau chaude. On ramènera ensuite, à l'aide de pressions exercées sur la paroi abdominale, le corps de l'utérus au niveau de l'hypogastre et on l'y fixera au moyen d'un bandage. Le corps de l'utérus servira ainsi d'agent de compression, de tampon placé dans l'intérieur du canal cervico-utérin.

2°. — *Rétention du placenta par rétraction spasmodique de l'utérus.*

Nous aurons seulement en vue les rétractions intéressant le soi-disant orifice interne des anciens auteurs, c'est-à dire en réalité la limite inférieure du corps de l'utérus, l'anneau de contraction.

« Lorsque l'orifice interne ou les fibres les plus inférieures du corps se rétractent spasmodiquement, l'utérus prend la forme d'un sablier et le placenta reste emprisonné dans le compartiment supérieur tant que cet état dure... C'est la rétraction spasmodique de l'orifice interne ou de la partie la plus inférieure du corps, celle qui donne à l'utérus la forme de sablier — *hour-glass* comme l'appelle M.Guillemot —, qui est la plus commune. Depuis A.Paré, presque tous les praticiens en ont parlé comme l'ayant observée (Jacquemier). »

« Le col utérin, dit Mme Lachapelle, est fort souvent inerte quoique le fond soit contracté ; quelquefois le contraire arrive, et c'est alors que le placenta enfermé dans la matrice y semble enkysté. »

Hegar s'exprime ainsi : « Suivant Seiler, la cause de l'enchatonnement est la contraction de l'utérus au niveau des parties où le placenta n'est pas attaché et l'absence de contraction au niveau du point de son insertion... » Suivant Désormaux, l'emprisonnement du placenta tient à ce que la partie à laquelle il adhère ne se contracte pas autant que les parties voisines (1).

Ces citations font voir le rôle que joue l'anneau de contraction dans la rétention du placenta, dans l'*hour-glass*. La rétraction spasmodique peut porter exclusivement sur l'anneau de Bandl, il y a alors au-dessus de lui relâchement du corps de l'utérus, comme dans les cas de Seiler et de Désormaux. D'autres fois, « la rétraction spasmodique peut n'être pas bornée à l'orifice interne ou à la partie inférieure du corps, mais s'étendre au corps et au fond de l'utérus sans que pour cela le placenta soit expulsé. L'utérus a encore la forme en sablier (Jacquemier). » Cela s'observe en par-

(1) *Duncan.* — Trad, Budin.

ticulier après l'administration intempestive de seigle ergoté. Le compartiment inférieur du sablier est formé par le segment inférieur.

3° *Inversion utérine.*

Radford, cité par Duncan et reproduisant une opinion déjà émise par Moser et Leroux, s'exprime ainsi : « L'utérus, dans l'*hour-glass contraction*, est divisé en deux compartiments : c'est dans le supérieur qu'on trouve le placenta... L'inversion est un cas de rétraction irrégulière dans lequel le fond de l'utérus se contracte fortement, tandis que le col et l'orifice utérin sont dans un état de relâchement. Il est évident que si le fond de l'utérus continue à se contracter après l'expulsion de l'enfant, avant que le col et l'orifice utérin aient repris toute leur puissance, il en résultera une inversion. »

Klob avance une opinion à peu près semblable.

Duncan n'admet pas la théorie de Radford. Pour lui, « la seule espèce d'inversion utérine qui soit non pas le résultat des conditions indiquées par Radford (c'est-à-dire la contraction puissante du fond de l'organe et son relâchement dans ses parties inférieures) mais qui puisse être compatible avec elles, c'est l'inversion de la partie inférieure de l'utérus, ou l'inversion du col seul (col c'est-à-dire canal cervico-utérin). » Le corps, conservant sa forme, s'invagine dans le canal cervico-utérin ; l'anneau de contraction vient au niveau de l'orifice externe. « Il n'est pas rare d'observer cette inversion après l'accouchement. Elle est, dans les circonstances ordinaires, tout à fait insignifiante et elle n'exige aucun traitement parce qu'elle disparaît rapidement et spontanément. Elle se produit quand il y a un effort expulsif ou une autre pression agissant sur le fond contracté de l'utérus et le poussant en bas à travers le détroit supérieur du pelvis (M. Duncan). »

D'après Duncan, il y a plusieurs espèces d'inversion utérine après l'accouchement, mais le fait important au point de vue pathogénique, c'est qu'il existe une contraction de l'utérus en *hour-glass*, c'est-à-dire un rétrécissement annulaire au niveau de l'anneau de Bandl et, en même temps, une sorte de parésie, d'atonie du corps de l'utérus situé au-dessus. Le plus souvent, le point d'inplantation du placenta se trouve sur le fond ou les faces du corps utérin et cette surface d'insertion est plus prédisposée que les autres parties à l'inertie partielle.

En somme, de par l'atonie du point où s'insérait le placenta, la paroi utérine se déprime à ce niveau, s'invagine dans la cavité du corps, où elle forme alors une sorte de polype ; si la partie invaginée pénètre à travers l'anneau de contraction, celui-ci réagit et favorise l'inversion en se rétractant sur elle et contribue à l'expulser. L'inversion est produite. Le col et le segment inférieur n'apportent pas la moindre résistance en raison de leur flaccidité.

Ainsi, ce qui domine dans ces faits de délivrance pathologique, c'est la laxité des parois du canal cervico-utérin, leur défaut de résistance et la lenteur de leur régression. Au lieu de revenir immédiatement sur elles-mêmes comme celles du corps, elles restent flasques pendant quelques heures, un jour, deux jours après la délivrance. C'est ainsi que s'explique l'allongement du soi-disant col des anciens auteurs. Col et segment inférieur réunis se prêtent à tous les déplacements que subira le corps de l'utérus ; si celui-ci descend vers le détroit supérieur, le canal cervico-utérin se plissera, se repliera sur lui-même. Si l'utérus remonte vers l'épigastre, le canal cervico-utérin se déploiera et s'allongera. Sa hauteur peut donc être alternativement à peu près nulle ou plus ou moins considérable.

En résumé, après la délivrance, l'utérus est divisé en deux régions. La partie supérieure a des parois solides et résistantes : c'est le corps. La partie inférieure, formée par le segment inférieur et le col réunis, sert de moyen d'union entre le corps, qui la surmonte, et le vagin. Mais les parois du canal cervico-utérin sont minces et sans rigidité ; elles constituent au corps de l'utérus une sorte de pédicule creux qui s'allonge ou se raccourcit avec la plus grande facilité. Sa cavité, nulle parfois, s'agrandit dans certains cas et peut contenir alors soit le délivre, soit des caillots sanguins en quantité variable ; ce pédicule sans consistance se prête aux déplacements de l'utérus et à son inversion.

5° **Suites de couches**.

Du segment inférieur dans ses rapports avec la vessie pendant les suites de couches.

De l'involution utérine étudiée comparativement sur le canal cervico-utérin et sur le corps de l'utérus.

Dans les premiers jours qui suivent l'accouchement, le globe utérin varie de position suivant certaines conditions et en particulier selon que la vessie est pleine ou vide. Ces faits sont bien connus. On observe alors au palper deux globes superposés : l'un dont le bord supérieur se trouve à peu près à égale distance du pubis et de l'ombilic dans les cas moyens ; l'autre, dont le bord supérieur se trouve au niveau ou au-dessus de l'ombilic. Ce deuxième globe est assez souvent incliné d'un côté ou d'un autre, plus fréquemment à droite qu'à gauche ; mobile sur ses attaches inférieures, il change facilement de place lorsqu'on lui imprime des mouvements à l'aide de la main ou lorsque la femme se couche de côté. Ce deuxième globe est encore différent du premier par sa consistance : il est dur, rénitent, tandis que l'autre est fluctuant. En résumé, le globe supérieur est formé par le corps de l'utérus, le globe inférieur par la vessie plus ou moins pleine. Que la vessie vienne à se vider et l'on verra l'utérus s'abaisser sensiblement vers le pubis et parfois s'incliner légèrement en avant. Quand la vessie est vide, elle a disparu derrière la symphyse ; on ne sent plus, à la palpation, que le globe utérin descendu de 2, 3, 4 travers de doigt, de la situation qu'il occupait pendant l'état de réplétion de la vessie.

Quel rôle joue le segment inférieur dans ces conditions ? Il se laisse aplatir d'avant en arrière, puis allonger et déplisser par la vessie à mesure qu'elle s'emplit. Le réservoir urinaire, en augmentant de volume, se creuse une loge concave en avant, aux dépens du segment inférieur et il repousse en haut toute la partie épaisse de l'utérus. L'orifice externe du col remonte à peine. Par suite, la vessie, en se remplissant, éloigne cet orifice externe de la limite supérieure du canal cervico-utérin.

Il est facile de vérifier ces faits :

Quand la vessie est moyennement dilatée, on note les hauteurs respectives où s'élèvent l'utérus et la vessie par rapport à la symphyse et à l'ombilic ; on pratique le toucher vaginal de préférence avec deux doigts (le toucher manuel n'est pas nécessaire); on entre dans le segment inférieur, dont les parois sont molles, sans résistance, jusqu'à ce qu'on arrive sur un point souvent assez élevé où on constate un changement brusque de consistance et d'épaisseur. A ce niveau, on est parfois arrêté quand on veut pousser le doigt plus loin dans la cavité utérine ou y introduire une canule à injection. Cet épaississement, comme on peut le reconnaître par le palper combiné avec le toucher, se continue avec le globe épais, dur et rénitent du corps de l'utérus. Le bout du doigt est immédiatement appliqué sur le relief musculaire perçu par lui. D'autre part, à l'aide de la perception tactile, on note le point approximatif où l'orifice externe du col se pose sur la face palmaire du doigt introduit dans le col : on a pour points de repère les plis de flexion du doigt. Puis, on mesure. Cette manière de mesurer n'est qu'approximative : elle expose à une erreur de 1 centimètre au maximum. En tenant rigoureusement compte de cette erreur, on obtient néanmoins des résultats satisfaisants. Cette première série d'observations faite, on fait uriner la femme : on voit la vessie disparaître, l'utérus s'abaisser, et quand on touche, l'index poussé dans le col arrive très facilement sur le relief musculaire. On fait la même mensuration que plus haut et on compare. On trouve ainsi que dans la majorité des cas, avec une réplétion moyenne de la vessie, la saillie musculaire de la zone épaisse est éloignée de l'orifice externe de 7 à 8 centimètres, tandis qu'aprè l'évacuation del'urine, cette saillie musculaire n'est plus séparée de l'orifice externe que par une distance de 3 à 4 centimètre. En tenant compte de l'erreur de 1 centimètre qui est possible au maximum dans le procédé de mensuration, on peut dire qu'avec une réplétion moyenne de la vessie, le segment inférieur, sous l'influence de cette réplétion, s'allonge d'au moins 3 centimètres. Ce chiffre répond à ce qu'on trouve le plus souvent par le palper : le fond de l'utérus (toujours dans les cas de moyenne dilatation de la vessie) descend à peu près de 2 travers de doigt quand le réservoir urinaire se vide.

L'expérimentation confirme les données de la clinique (obs. VI). Nous avons injecté de l'eau dans la vessie d'une femme morte peu après la délivrance et nous avons observé directement ce qui s'est produit du côté du canal cervico-utérin. A mesure que la vessie se remplissait, le fond de l'utérus s'élevait, le segment inférieur s'allongeait et s'aplatissait d'avant en arrière de manière à constituer une loge concave pour recevoir la vessie. La vessie se vidant, les phénomènes inverses se produisaient.

Nous avons vu plus haut combien le segment inférieur de l'utérus est lâche après la naissance de l'enfant. Les régions épaisses de la matrice, en descendant, s'invaginent pour ainsi dire dans le segment inférieur, dont elles plissent les parois. Quand la vessie se remplit, les plis de ces parois disparaissent et l'utérus remonte. Notons que bientôt la rétraction se fait pour les régions inférieures de l'utérus comme pour les supérieures, quoiqu'elle soit plus paresseuse et plus lente au niveau de parois minces et distendues préalablement. Aussi, au bout de deux jours environ, le bord inférieur de la zone épaisse de l'utérus commence à s'éloigner beaucoup moins de l'orifice externe du col lorsque la vessie se remplit. L'ascension du fond de l'utérus se produit encore, il est vrai, mais elle moins marquée, une des causes multiples qui la produisent ou la favorisent tendant à disparaître.

Ainsi la vessie, en se remplissant, aplatit d'avant en arrière le canal cervico-utérin, puis repousse en haut le corps de l'utérus. Ceci est tout à fait conforme à la manière dont la vessie se remplit : elle se distend d'abord vers le sacrum, puis par le haut. L'utérus est entraîné en haut après avoir été repoussé contre le sacrum ;

Demelin.   6

finalement, il est soulevé hors du bassin (Braxton Hicks et Goodhart) (1).

Mais bientôt les déplacements subis par l'utérus deviennent
moins étendus. C'est que le segment inférieur et le col font à leur
tour leur régression et reprennent de la consistance.

Comment donc s'effectue l'involution au niveau du canal cervico-utérin?

Nous ne reviendrons pas sur la forme en sablier de l'utérus
immédiatement après l'accouchement; exagérée dans les cas de
hour-glass proprement dits, elle est cependant normale, ainsi que
l'ont démontré les expériences de Schatz (2). Cet auteur a déter-
miné la configuration de la cavité utérine après l'accouchement
au moyen d'injections de suif et il a constaté que la forme de
cette cavité était celle d'un huit de chiffre, d'un sablier.

Que devient le compartiment inférieur du sablier? que devient
l'anneau d'étranglement? ·

Notre observation IX montre que trois jours et demi après la
délivrance, le canal cervico-utérin se distingue encore très nettement du corps de l'utérus.

Pour Schatz, l'anneau de contraction (qu'il appelle orifice interne)
peut encore être très nettement reconnu jusqu'au 5e et au 6e jour
après la délivrance.

Une autopsie d'Hofmeier faite 9 jours après l'accouchement
montre que la rétraction du segment inférieur a commencé et que
cette région de l'utérus a repris une certaine consistance. La différence d'épaisseur entre le corps et le segment inférieur est progressive et beaucoup moins marquée que dans les cas observés au 2
et au 3e jour. L'anneau de Bandl est peu accusé, la forme en
sablier de la cavité utérine, peu visible.

Dans nos observations XI et XII, on voit que 15 et surtout 30 jours

(1) On the deplacements of the uterus by the distension of th·
bladder. Transact. of the obst. Soc. of London, 1887.

(2) Ueber das Uteri Internum. Arch. f. G. B. XXII, H. I.

après l'expulsion du fœtus, le segment inférieur ne se distingue plus du corps de l'utérus.

En résumé, l'involution du canal cervico-utérin commence un peu plus tard que celle du corps ou, tout au moins, elle est moins immédiatement active ; elle devient manifeste après le 6e jour (Schatz), vers le 9e jour (Hofmeier) ; elle se fait ensuite parallèlement à celle du corps utérin. Après le 6e jour, l'anneau de contraction cesse d'être apparent.

La lenteur avec laquelle s'effectue la régression du segment inférieur peut-elle avoir des inconvénients ?

L'ascension de l'utérus causée par la rétention d'urine ou la constipation peut contribuer à produire des coliques utérines, des tranchées, ou à les augmenter.

Des caillots peuvent stagner dans le canal cervico-utérin et y subir des modifications d'ordre septique.

Rien de spécial à dire pour la conduite à tenir dans ces diverses circonstances. L'évacuation des réservoirs, la compression modérée du ventre, l'antisepsie trouvent ici comme ailleurs leurs indications. En raison de la facilité avec laquelle l'utérus se déplace sur ses attaches inférieures et les tiraille, le décubitus latéral est beaucoup moins favorable que la position couchée sur le dos. S'il y a subinvolution du segment inférieur, les injections d'eau chaude agiront efficacement.

CONCLUSION

1° De par la grossesse, les adhérences de la vessie à l'utérus se relàchent tellement qu'elles n'existent pour ainsi plus.

2° Dans l'état de gestation et après l'accouchement, le cul-de-sac péritonéal vésico-utérin descend très-bas sur la face antérieure du col, quelquefois jusque sur le vagin.

3° Deux ou trois semaines après l'accouchement, il se forme sur la face antérieure de l'utérus un repli séreux, transversal, à peu près à l'union du quart inférieur avec les trois-quarts supérieurs de l'organe. Ce repli va diminuant de hauteur de la ligne médiane vers les parties latérales. Il se termine en s'effilant sur l'enveloppe péritonéale des ligaments ronds. Il provient de ce que l'involution se fait moins vite pour la séreuse que pour le muscle.

4° Quand il existe un obstacle à l'expulsion du fœtus, le segment inférieur de l'utérus augmente de hauteur en même temps que ses parois s'amincissent.

Cette distension peut porter :

a. sur le segment inférieur tout entier.

b. sur une seule de ses parois.

5° Ces diverses modifications se traduisent en clinique par des changements importants dans la forme de l'utérus parturient et appréciables par la vue et par le palper.

Dans le premier cas (segment inférieur généralement distendu), l'utérus a une forme en sablier souvent très manifeste ; les deux ventres du sablier sont séparés par un sillon d'étranglement transversal répondant à l'anneau de Bandl. Le degré de distension est marqué par le siège plus ou moins élevé de cet anneau au-dessus du pubis.

Dans le second cas (segment inférieur partiellement distendu), l'utérus est le plus souvent incliné soit en avant, soit à droite ou à gauche. L'anneau de Bandl est obliquement dirigé, au lieu d'être, comme plus haut, à peu près parallèle au plan du détroit supérieur.

6° Ces deux variétés de distension sont aggravées dans les cas de procidence des membres, par exemple, où une petite partie fœtale peut venir encore soulever un point limité d'une paroi déjà généralement amincie.

7° La distension du segment inférieur prépare la rupture de l'utérus : elle commande les plus grandes précautions à l'opérateur, obligé d'agir dans une cavité aux parois si minces.

8° Après un accouchement laborieux, le segment inférieur forme un sac aux parois flasques, sans tonicité, à involution lente et paresseuse. Il constitue comme un pédicule creux au corps utérin, qui est ainsi mobile dans la cavité abdominale, au moins pendant les premiers jours qui suivent l'accouchement.

9° Cette disposition favorise certaines complications de la délivrance : hémorrhagies, enchatonnement du placenta, inversion utérine.

10° Le segment inférieur de l'utérus pendant la grossesse, le travail et les suites de couches, est une région spéciale qui a son anatomie, sa physiologie, sa pathologie.

OBSERVATIONS

PARTIE ANATOMIQUE

1° *Utérus gravide*

Observation I (Personnelle).

Le nommée F..., âgée de 37 ans, entre le 8 novembre 1887 à
3 heures du matin à l'hôpital de la Pitié, service de M. le Dr Maygrier.

Sextipare; dernières règles le 10 avril 1887; arrive à l'hôpital dans
le coma éclamptique. Enfant mort, pas de travail. Mort de la mère à
6 heures du matin, trois heures après son entrée à l'hôpital.

Utérus de 6 mois 1/2 environ, haut de 255 (1) mill. O I G T. Col
fermé et ayant encore toute sa longueur (38 mill., la portion vaginale
a 12 mill. de haut). Sa paroi a de 14 à 22 mill. d'épaisseur.

L'utérus a été ouvert par sa face postérieure. Les membranes de
l'œuf sont intactes. A l'union du tiers supérieur avec le tiers moyen,
la paroi utérine atteint son maximum d'épaisseur, qui est de 17 mm.
A partir de ce point, la paroi s'amincit insensiblement pour n'avoir
plus que 10 mm. un peu au-dessus de l'orifice interne du col. A
5 cent. 1/2 au-dessus de cet orifice, se trouve une veine béante
assez volumineuse qui répond à un très léger épaississement de
paroi et en même temps à l'endroit où, sur la face extérieure, le péritoine devient adhérent. C'est aussi au même niveau que la caduque
cesse d'exister sous forme de membrane continue ; au-dessous, on

---

(1) Une fois pour toutes, ces dimensions n'ont qu'une valeur relative,
les organes n'ayant pas été congelés.

ne retrouve plus, sur les membranes de l'œuf, que quelques îlots irréguliers de caduque.

Le placenta est inséré sur la partie postéro-latérale droite.

Le cul-de-sac péritonéal vésico-utérin est disséqué. On ouvre la vessie par sa face antérieure ; à l'aide d'épingles implantées par l'intérieur du réservoir urinaire et sur sa paroi postérieure, on fixe exactement les rapports du cul-de-sac vaginal antérieur et du péritoine. Le cul-de-sac séreux est situé exactement à 12 mm. au-dessus du cul-de-sac vaginal antérieur. Dans cette surface de 12 mm. où la vessie est immédiatement appliquée au col de l'utérus, existe du tissu cellulaire lâche, permettant à la paroi postérieure de la vessie de s'écarter du col, sans qu'on ait rien sectionné ni déchiré.

Le péritoine descend sur la face antérieure du col dans une étendue de 14 mm.

Avant d'extraire l'utérus de la cavité abdominale, on avait injecté les artères. Voici ce que nous avons constaté à ce point de vue.

L'artère utérine, d'abord transversale, forme un coude au niveau du col de l'utérus et, à partir de ce coude, elle envoie à l'organe gestateur de nombreuses et fines ramifications tant sur la face antérieure que sur la postérieure. Le calibre de ces ramifications, distendues par la matière à injection, est, en moyenne de 1 mm., celui de l'artère utérine étant à ce niveau de 5 mm. Les artérioles s'échappent du tronc de l'utérine d'une manière assez régulièrement alternante, tantôt de la face postérieure, tantôt de la face antérieure de l'artère génératrice.

A 9 cent. au-dessus de l'orifice externe du col, à 42 mm. au-dessus de l'orifice interne, l'utérine donne, par son bord postérieur, une collatérale de 2 mm. de diamètre environ ; celle-ci monte d'abord verticalement puis, après un trajet de 1 cent., se bifurque : la branche de bifurcation inférieure devient de suite transversale et pénètre bientôt la paroi postérieure de l'utérus; elle correspond à peu près au niveau du point où, à la face interne, la caduque cesse d'exister à l'état de membrane continue. L'autre branche de bifurcation monte obliquement pour ne pénétrer dans le tissu musculaire que 2 1/2 cent. plus haut.

Par sa partie antérieure, l'artère utérine envoie d'abord à la matrice des artérioles fines ; puis à 9 cent. au-dessus de l'orifice externe du col, elle donne une branche un peu plus importante qui, de suite devient transversale pour entrer dans l'épaisseur de la paroi antérieure de l'organe.

L'artère utérine, continuant son trajet, se bifurque à la base du ligament large en deux gros troncs qui s'épuisent sur le corps de l'utérus.

A 1 cent. environ au-dessous des ailerons du ligament large, se trouve l'utéro-ovarienne, dont le calibre est au moins trois fois plus petit que celui de l'utérine au point où celle-ci la reçoit.

2° *Utérus parturients*

Observation II (Personnelle).

La nommée Gr..., âgée de 30 ans, est entrée le 5 mars 1887 à l'hôpital de la Pitié, dans le service de M. le Dr Maygrier.

Femme morte de coma diabétique au commencement du travail. Grossesse à terme. L'orifice du col dilaté avait les dimensions d'une pièce de 2 fr. ; ses bords étaient encore épais. O I D T ; tête amorcée, non fixée au détroit supérieur. Enfant mort, poche des eaux intacte.

Autopsie le 7 mars. La vessie, asymétrique, est plus développée à gauch qu'à droite. Le cul-de-sac péritonéal vésico-utérin descend jusqu'à 1 cent. 1/2 au-dessus de l'attache du vagin sur le col. Pour inciser l'utérus, on insinue entre sa paroi et les membranes de l'œuf une sonde cannelée qui pénètre facilement jusqu'à un point situé à 8 cent. au-dessus de l'orifice externe du col, point où la sonde est arrêtée par une résistance que l'on respecte. Dans la zone moyenne la paroi utérine a 10 mill. d'épaisseur au plus ; au fond de l'organe elle est un peu plus mince ; au niveau du segment inférieur, elle mesure en moyenne 5 mm. Il n'y a pas de ligne de démarcation nette limitant supérieurement le segment inférieur : la paroi utérine s'amincit progressivement de haut en bas vers ce segment.

En descendant jusqu'à une ligne circulaire distante de 8 cent. de l'orifice externe du col et suivant laquelle les adhérences de l'œuf ont arrêté la sonde cannelée, la paroi interne est violacée, lie de vin : cette coloration n'apparaît nettement que lorsqu'on a enlevé la caduque. Celle-ci qui, jusqu'alors avait constitué une membrane uniforme, sans solution de continuité, est subitement interrompue, comme incisée au bistouri, tant est nette la ligne de section à l'endroit déjà indiqué (à 8 cent. de l'orifice externe). Au-dessous de cette ligne, sur le segment inférieur, on ne retrouve plus que de place en place des lambeaux étroits de caduque, séparés les uns des autres par de larges espaces où la face interne de l'utérus apparaît rouge rosée.

Au-dessous de l'orifice interne du col, marqué par une saillie linéaire distincte, on trouve les inégalités de l'arbre de vie.

L'utérus et son contenu pèsent 5350 gr. L'utérus vidé pèse 960 gr. Sa hauteur totale est de 29 cent. 1/2. Le col a encore 15 mm. de long. Le segment inférieur a une hauteur de 6 cent. 1/2.

OBSERVATION III (Personnelle).

(Due à l'obligeance de notre collègue et ami Aldibert).

La nommée B..., âgée de 36 ans, couturière, entre le 25 mai 1887, à l'hospice de Bicêtre, service de M. le Dr G. Marchant, pour des brûlures étendues. C'est une multipare dont la présente grossess est arrivée au 8° mois.

Le 26 mai, début du travail. S I D ; pas de battements fœtaux.

Le 27, le col est élevé, légèrement dilaté (2 f.) : poche des eaux intacte. La femme meurt dans la soirée.

Autopsie le 29. Le péritoine, lâche au niveau du segment inférieur, est beaucoup plus adhérent au-dessus ; mais cette union de la séreuse au muscle se fait progressivement. A 7 cent. au-dessus de l'orifice externe, il n'est plus possible de faire le moindre pli à la séreuse sans prendre en même temps une certaine quantité de tissu utérin entre les mors de la pince. Le cul-de-sac vésico-utérin est à 2 cent. au-dessus de l'attache du vagin sur le col. Entre cette attache et le cul-de-sac séreux, on trouve du tissu cellulaire extrêmemen lâche unissant la vessie à l'utérus.

Sur la face antérieure, à 6 cent. 1/2 au-dessus de l'orifice externe du col, on trouve une ligne blanchâtre transversale formée par un petit repli péritonéal où la séreuse s'adosse à elle-même sur un espace de 1 à 2 mm. Ce repli transversal gagne les bords de l'utérus et se perd sur le péritoine, qui recouvre les ligaments ronds.

A la face postérieure de l'utérus, la séreuse descend jusque sur le vagin.

A la coupe, la paroi musculaire diminue insensiblement de haut en bas. Son épaisseur maxima est de 15 mm. ; elle est de 7 mm. au fond de l'organe, et de 5 à 6 mm. au niveau du segment inférieur.

La limite du col et du segment inférieur est établie par un changement brusque dans l'aspect des surfaces muqueuses. Celle du col est violacée, irrégulière ; celle du segment inférieur est rosée, lisse et unie.

Distance de l'orifice externe à l'insertion du vagin sur le col:18 mm.

Hauteur totale de l'utérus : 27 cent.

Ligne d'insertion fixe du péritoine à 7 cent. au-dessus de l'orifice externe du col.

Distance de l'orifice externe à l'interne, marqué par la différence des muqueuses : 2 cent.

Hauteur du segment inférieur 5 cent.

Observation IV (Personnelle).

Publiée dans le Bulletin de la Société anatomique du 29 juillet 1887).

La nommée D..., âgée de 37 ans, est entrée le 21 juillet 1887, à 8 heures du matin, à l'hôpital de la Pitié service de M. le Dʳ Maygrier.

Decimitertipare, à terme, entrée avec des signes de rupture utérine de cause traumatique. Mort par hémorrhagie une demi-heure après l'arrivée à l'hôpital. O I D A. Enfant mort. Col entièrement dilaté, poche des eaux rompue. Tête dans l'excavation.

Indépendamment des lésions dues à la rupture incomplète de l'utérus, on note que le cul-de-sac péritonéal vésico-utérin descend jusqu'à 1 cent. 1/2 au-dessus de l'attache du vagin sur le col. Le tissu cellulaire qui se trouve en cet endroit, séparant la vessie de l'utérus est si lâche que, sans rien déchirer, on peut avec la pulpe du doigt écarter complètement la paroi vésicale de la région utérine qui lui correspond. Si on pince la paroi vésicale à ce niveau, on peut l'éloigner de l'utérus de telle manière que les adhérences celluleuses intervésico-utérines se laissent très facilement allonger sans se déchirer et permettent aux deux réservoirs de glisser l'un sur l'autre.

A 7 cent. 1/2 au dessus de l'orifice externe, il est impossible de faire le moindre pli au péritoine sans prendre en même temps une certaine quantité de tissu musculaire. A la coupe, la paroi utérine mesure de 7 à 8 mm. d'épaisseur vers le fond, puis augmente vers le tiers moyen, pour diminuer graduellement ensuite de haut en bas. Pas de trace d'anneau de Bandl.

Au niveau du segment inférieur, la surface muqueuse est d'un rouge rosé ; au niveau du col, elle est violacée, parsemée de plaques noirâtres ecchymotiques. La différence de ces surfaces muqueuses est assez nettement tranchée pour qu'on puisse établir d'après elles l'emplacement de l'orifice interne. De cet orifice interne à l'externe, on mesure 1 cent. 1/2. De l'orifice interne au point d'attache fixe du péritoine, 6 cent. La hauteur totale de l'utérus est de 28 cent. Si l'on admet la ligne d'insertion fixe du péritoine comme limite supérieure du segment inférieur, celui-ci mesure 6 cent. de haut. Il faut ajouter que les membranes de l'œuf étaient adhérentes au-dessus et jusqu'au niveau de la limite supérieure.

OBSERVATION V (résumée. Labat).

Le 4 mai 1880, mourait à la Maternité une femme éclamptique, la nommée Pr..., femme H..., couturière, primipare, âgée de 31 ans. Elle était enceinte d'environ 8 mois. Le travail avait commencé avec les premiers accès, mais il s'était bientôt arrêté, laissant le col dilaté comme une pièce de 5 fr. La mort de l'enfant avait précédé de 4 à 5 heures celle de la mère. Il se présentait par le sommet en position gauche, la tête profondément engagée dans l'excavation... On enlève l'utérus tout entier ; il mesure 31 cent. dans sa plus grande longueur ; sa largeur maximum vers le fond est de 19 cent. On le fait congeler et, une fois la congélation obtenue, par une incision passant en avant des ligaments ronds on enlève toute la moitié antérieure de l'organe... On fait alors les remarques suivantes :

L'épaisseur de la paroi utérine est très variable selon le niveau où on la considère. A ce point de vue, l'organe peut être divisé en trois régions, savoir : une première région correspondant à la tête fœtale tout entière contenue dans l'excavation, d'une épaisseur de 2 à 3 mm. ; une seconde, de 10 cent. d'étendue, correspondant à la partie supérieure du tronc du fœtus, épaisse de 8 à 12 mm. ; une troisième très étendue constituant tout le fond de l'organe et d'une épaisseur moyenne de 3 mm,

3° *Utérus après la délivrance*.

a. Utérus observé peu de jours après l'expulsion de l'œuf,

OBSERVATION VI (Personnelle).

(Due à l'obligeance de M. le Dr Budin. Autopsie faite dans son service
de la Charité avec l'aide de M. le Dr Bonnaire et de mon collègue
Legry.)

Femme tuberculeuse, enceinte de 7 mois, amenée mourante à
l'hôpital et expulsant alors un enfant mort. La mort de la mère a eu
lieu une demi-heure après l'accouchement.

Autopsie le 3 mai 1887. La paroi abdominale est incisée transversalement au niveau de l'ombilic. L'utérus est sur la ligne médiane.
Sur ses parties latérales, le péritoine est tassé comme en trop grande
abondance ; au contraire, sur la face antérieure et le fond de l'utérus,
la séreuse est étroitement appliquée, sans aucun pli.

Le cul-de-sac péritonéal vésico-utérin descend très-bas et ne paraît
être séparé d'un doigt placé dans le cul-de-sac vaginal antérieur
que par une cloison de 2 à 3 millim. En effet, par le toucher
vaginal, on sent, derrière la symphyse, la vessie rétractée, ayant une
consistance ferme, facilement limitable. En arrière du fond de la
vessie, on rencontre la minceur de tissus qui vient d'être signalée.
Le doigt introduit dans le vagin et un autre doigt insinué par la
cavité abdominale dans le cul-de-sac séreux glissent d'avant en
arrière sur les deux faces de la vessie qui les séparent d'abord, pour
se rapprocher très-sensiblement derrière le réservoir urinaire. Il
semble donc exister derrière le fond de la vessie un septum très
mince flottant, paraissant formé par la paroi vaginale doublée du
cul-de-sac péritonéal vésico-utérin, septum étendu, du fond de la
vessie au col utérin sur lequel il s'attache ; il peut acquérir une longueur de 2 travers de doigt lorsqu'on écarte la vessie de l'utérus, ce
qui est très facile. A droite et à gauche de la ligne médiane, il contient
dans son épaisseur deux cordons dirigés d'arrière en avant et de
dehors en dedans vers la vessie où ils vont s'attacher. La dissection
de cette pièce a montré que ces deux cordons étaient les uretères ;

que sur une coupe verticale antéro-postérieure intéressant à la fois la
vessie et l'utérus, la partie la plus déclive du cul-de-sac séreux
vésico-utérin se trouvait à 6 mm. seulement au-dessus de l'attache
du vagin sur le col. La vessie n'était donc en contact immédiat avec
l'utérus que sur une étendue de 6 mm. en hauteur ; et ce qu'il y avait
de plus remarquable, c'est qu'en cet endroit le tissu cellulaire
intervésico-utérin était tellement lâche, tellement peu résistant que la
vessie pouvait être écartée de l'utérus de deux travers de doigt sans
pourtant que ces liens si lâches fussent déchirés.

Avant d'extraire l'utérus de la cavité abdominale, nous avions fait
l'expérience suivante :

De l'eau est injectée lentement dans la vessie. Le fond de l'utérus
se met alors en mouvement et remonte ; la vessie se creuse une loge
dans le segment inférieur, s'enfonce de plus en plus dans cette loge
et repousse ainsi la partie épaisse de l'utérus, qui est comme énucléée
de sa position primitive entre le réservoir urinaire et le sacrum. Quand
la vessie contient à peu près 700 grammes de liquide, on constate que
l'utérus forme avec elle une sorte de gourde, de huit de chiffre, dont
les deux parties sont superposées dans le même plan vertical.

Au fur et à mesure que l'utérus remonte, on voit les deux ligaments
ronds sortir du bassin, s'allonger, se tendre modérément. Le cul-de-
sac péritonéal vésico-utérin s'interpose entre les deux globes ; sur les
parties latérales, il constitue deux fossettes triangulaires limitées en
dehors par les ligaments ronds.

Au moment où la vessie s'élève à un travers de main au-dessus du
pubis, on introduit un doigt dans le cul-de-sac péritonéal vésico-
utérin et un autre par le vagin dans le cul-de-sac vaginal antérieur,
et on constate que le col de l'utérus a un peu remonté et que les deux
doigts explorateurs sont maintenant séparés par une épaisseur
de tissus de 2 cent. au plus ; mais ces tissus peuvent être facilement
déprimés et permettre aux deux doigts de se rapprocher jusqu'au
contact.

A mesure que la vessie se vide, on voit l'utérus s'abaisser en bas-
culant légèrement en avant.

Hauteur totale de l'utérus, 20 cent.

Distance de l'insertion vaginale du col à l'orifice externe, 1 cent. Le
péritoine, très lâche sur le segment inférieur, commence à adhérer

davantage à 6 cent. au-dessus de l'orifice externe ; il est solidement
fixé au muscle à 8 cent. au-dessus du même orifice.

Sur une coupe verticale, la paroi utérine mesure 3 cent. d'épaisseur
au niveau de la moitié supérieure de l'organe et 15 mm. seulement
sur le segment inférieur. La différence d'épaisseur s'accuse d'une
façon assez évidente pour former une sorte de bourrelet circulaire
saillant à la face interne et situé à 7 cent. au-dessus de l'orifice externe
du col.

A la face muqueuse de la matrice, on reconnaît trois zones
distinctes : l'une supérieure, au-dessus du bourrelet qui vient d'être
indiqué, tomenteuse, violacée ; une seconde, intermédiaire, rosée, lisse
et unie ; la troisième, inférieure, ecchymotique, noirâtre, irrégulière.
Entre la deuxième zone et la troisième, il n'existe aucune saillie
musculaire ou autre. La ligne de démarcation est fixée seulement par
la différence des surfaces muqueuses. Au-dessous du bourrelet musculaire occupant la place de l'anneau de contraction, tout est mou,
flasque, sans consistance, contrairement aux régions épaisses de
l'utérus qui sont fermes et solides.

OBSERVATION VII

(Due à l'obligeance de M. le Dr Porak, et communiquée par mon ami
et collègue Lavie.)

La nommée X..., âgée de 25 ans, est entrée le 13 mars 1887 à
l'hôpital St-Louis, salle Paul Dubois, n° 24.

Femme éclamptique, arrivée dans le coma, enceinte de 6 mois 1/2.
Enfant mort, accouchement prématuré le 13 mars, à 3 heures 20 du
soir. Délivrance normale de suite après l'accouchement. Foyer
hémorrhagique dans le placenta. Mort le 14 mars, à 9 heures 1/2 du
matin.

Autopsie. Néphrite. Hémorrhagies sous-pleurales et sous-péritonéales
au niveau du foie.

Utérus. Sa hauteur totale est de 14 centimètres. La limite supérieure du canal cervico-utérin est très nettement indiquée par une
différence d'épaisseur dans la paroi musculaire ; elle est située à
6 centimètres au-dessus de l'orifice externe du col. Le vagin s'insère
sur le col à 15 mm. au-dessus de l'orifice externe. Au même niveau,

du côté de la surface interne, existe une ligne de démarcation séparant le col du segment inférieur et due au changement brusque de l'aspect des muqueuses.

Le corps de l'utérus a des parois de 29 mm. d'épaisseur ; sur le segment inférieur, ces parois n'ont que 11 mm. au maximum. Le péritoine est très peu adhérent au segment inférieur. Le cul-de-sac vésico-utérin descend à 1/2 cent. au dessus de l'attache du vagin sur le col.

OBSERVATION VIII

(Due à l'obligeance de M. le Dr Porak, et communiquée par mon ami et collègue Lavie.)

La nommée Gr... est entrée le 2 mars 1887 à l'hôpital St-Louis, salle Paul Dubois, n° 9.

Femme éclamptique à terme, expulsant un enfant mort le 2 mars, à 9 heures du soir. Hémorrhagie de la délivrance. Accès d'éclampsie consécutifs. Mort le 4 mars à 12 heures 1/2.

Autopsie. Hémorrhagies multiples siégeant sous la plèvre et sous la capsule du foie. Mal de Bright.

Hauteur totale de l'utérus, 177 mm. La différence d'épaisseur entre le segment inférieur et le corps est considérable ; elle se fait assez brusquement à 57 mm. au-dessus de l'orifice externe du col. La paroi du segment inférieur a 7 mm. au plus ; celle du corps proprement dit a 20 mm.

Au niveau du segment inférieur, la surface est lisse, unie, rouge jusqu'à 23 mm. au-dessus de l'orifice externe du col ; à partir de ce point, la surface muqueuse est plus foncée qu'au-dessus, parfois violacée et irrégulière.

Le cul-de-sac vésico-utérin descend à peu près au même niveau (2 mill. au dessus) que le point d'insertion du vagin sur le col.

OBSERVATION IX (Personnelle).

La nommée Du..., âgée de 32 ans, couturière, est entrée le 26 avril 1887 à midi, à l'hôpital de la Pitié, service de M. le Dr Maygrier.

Secondipare, enceinte de 6 mois ; arrive à l'hôpital avec de la bouf-
fissure de la face et de l'œdème des jambes. Albuminurie notable. Le
travail est commencé depuis le 26 avril à 3 heures du matin. A
midi 45, fœtus et délivre sont expulsés ensemble. Enfant mort-né. La
mère est en bon état jusqu'à 3 heures 1/2 du soir. A ce moment, accès
d'éclampsie ; à 6 heures 1/2, nouvel accès plus fort que le premier.
Fièvre. Mort le 30 avril à 3 heures du matin.

Le cul-de-sac vésico-utérin descend à 8 mm. au-dessus de l'insertion du vagin sur le col. Après avoir détruit de bas en haut les
adhérences solides de la vessie au vagin, on trouve des tractus celluleux extrèmement lâches entre la vessie et l'utérus, sur une hauteur
de 8 mm. Ces liens sont si peu résistants que le doigt introduit dans
le cul-de-sac séreux peut séparer complètement la vessie de l'utérus
et mettre un intervalle de 1 cent. 1/2 entre les deux organes sans
toutefois déchirer ce qui reste de leurs adhérences celluleuses. Le
doigt introduit dans le cul-de-sac vésico-utérin pouvait, en dépri-
mant très légèrement les tissus, aller rencontrer un autre doigt situé
dans le cul-de-sac vaginal antérieur ; ces deux doigts ne paraissaient
séparés de l'un de l'autre que par la paroi vaginale. Cela tient à la
facilité avec laquelle on pouvait passer entre la vessie et l'utérus,
dont les liens celluleux étaient si modifiés par la gestation qu'ils n'exis-
taient pour ainsi dire plus.

A 10 cent. au-dessous du fond de l'utérus, le péritoine commence à
devenir moins adhérent à la paroi musculaire ; plus bas, sur le
segment inférieur, les adhérences sont si peu intimes qu'on peut
faire un pli de 2 cent. de hauteur à la séreuse sans rien déchirer.

Hauteur totale de l'utérus : 16 cent. Limite supérieure du canal
cervico-utérin à 6 cent. au-dessus de l'orifice externe. Insertion du
vagin sur le col à 12 mm. au-dessus de l'orifice externe.

La paroi utérine a 2 cent. d'épaisseur au niveau du corps, 1 cent.
au maximum sur le segment inférieur.

OBSERVATION X (Hofmeier).

Primipare de 21 ans, morte au 7e mois de sa grossesse d'une attaque
d'éclampsie. Opération césarienne faite par Schroder dans l'espoir de
trouver un enfant vivant. Extraction du placenta et des membranes.

Domelin.   7

Pendant l'opération, l'utérus s'était présenté comme un sac mou à parois minces, ayant 5 mm. au plus : mais peu après, il se contracta.

Autopsie : L'utérus a 20 cent. de haut. à 4 ou 5 cent. au-dessus de l'orifice interne ; le péritoine devient adhérent au muscle. Dans cet espace de 4 à 5 cent., il s'était spontanément séparé de la face antérieure de l'utérus.

Epaisseur des parois au fond de l'organe	7 mm.
— au milieu de la paroi antérieure	15 mm.
— à 1 cent. au-dessus de l'orifice interne	4 mm.
— à 4 ou 5 cent. au-dessus de l'orifice interne	10 mm.

La vessie est appliquée sur le col dans une étendue de 2 cent. ; elle est complètement détachée du col.

b. Utérus observés quinze et trente jours après l'expulsion de l'œuf.

Observation XI (Personnelle).

(Due à l'obligeance de M. le Dr Maygrier).

Utérus puerpéral, observé quinze jours après un avortement de quatre mois fait à la Clinique d'accouchement.

Hauteur totale de l'utérus : 9 cent. L'insertion du vagin sur le col et l'orifice externe de celui-ci sont au même niveau.

Le péritoine recouvre toute la face postérieure de l'utérus ; lisse et uni dans la moitié supérieure, il est froncé au niveau du segment inférieur.

En avant, le cul-de-sac vésico-utérin se trouve à 6 mm. au-dessus de l'attache du vagin sur le col. A 35 mm. au-dessus de l'orifice externe, on remarque un repli transversal de 6 à 7 mm. de haut, constitué par la séreuse accolée à elle-même et parcourant d'un bord à l'autre, toute la face antérieure du segment inférieur. Latéralement ce repli diminue de hauteur et se confond avec le péritoine, qui recouvre les ligaments ronds. Au-dessous de ce repli transversal, la

séreuse est peu solidement unie à la paroi utérine, elle ne devient
tout à fait adhérente qu'à 1/2 cent. au-dessus du repli.

Epaisseur maxima des parois du corps   15 mm.
—   minima au segment inférieur   5 mm.

La dégradation est insensible de haut en bas ; il n'y a pas d'anneau
ni de ligne de démarcation nette entre le segment inférieur et les
zones situées au-dessus de lui.

OBSERVATION XII (Personnelle).

Autopsie faite un mois après un accouchement à terme.

La nommée Ca..., âgée de 36 ans, entre le 27 février 1887 à l'hôpital
de la Pitié, service de M. le Dr Maygrier.

Secondipare, bien conformée, à terme. Le travail a commencé le
24 février à 9 heures du soir. Inertie utérine. Cette femme a subi en
ville plusieurs applications de forceps et de céphalotribe ; elle arrive
à l'hôpital avec un œdème énorme de la vulve, une déchirure du
périnée et la tête fœtale broyée apparaissant entre les lèvres.

La tête est à la vulve et pourtant le fond de l'utérus remonte à l'épigastre. A travers la paroi abdominale, on voit la forme de la matrice
contractée en sablier ; l'étranglement transversal se trouve au niveau
de l'ombilic. La cavité utérine semble ainsi divisée en deux parties :
la supérieure est sphérique, sonore à la percussion ; l'inférieure, cylindrique, est au moins aussi étendue en hauteur que la première. Putréfaction fœtale intra-utérine.

Extraction avec le basiotribe d'un enfant de 3.450 gr., sans la
substance cérébrale. Délivrance naturelle. On constate ensuite en
avant et en arrière du vagin, quatre déchirures profondes en forme
de sillons, causées par le forceps ou le céphalotribe. Le travail avait
duré deux jours et demi. Suites de couches pathologiques. Fièvre ;
puis apparition dans la fosse iliaque droite d'une tumeur fluctuante
pour laquelle on fait passer la malade en chirurgie. Là, on incise la
fosse iliaque le 16 mars, et on ne trouve pas de pus. Mort par septi-
cémie lente, le 25 mars.

Autopsie : Un fibrome gros comme une mandarine, pédiculé, est^t
inséré sur la face postérieure de l'utérus, à 3 cent. du fond. Il est

incliné vers la droite et fluctuant, ramolli au centre. L'involution utérine a démasqué ce fibrome, qui, les premiers jours après l'accouchement, était caché derrière l'utérus encore volumineux.

Le vagin s'insère sur le col au même niveau que l'orifice externe. Le péritoine descend sur la face antérieure [à 6 mm. au-dessus de l'insertion vaginale. Il existe sur cette même face un repli transversal visible à 15 mm. au-dessus de l'orifice externe du col, et ayant 5 mm. de hauteur. Ce repli est formé par la séreuse adossée à elle-même ; il se perd latéralement sur le péritoine qui entoure les ligaments ronds. Hauteur totale de l'utérus : 9 cent. A la coupe, l'épaisseur des parois diminue graduellement de haut en bas ; il n'existe aucune saillie, aucun bourrelet musculaire.

Epaisseur maxima des parois   15 mm.
—   minima au segment
inférieur   10 mm.

PARTIE CLINIQUE

1° Grossesse

OBSERVATION XIII (Hofmeier).

Femme D..., 25 ans, primipare, au 3e ou 4e mois de sa grossesse. Douleurs vives avec hémorrhagies depuis quatorze jours.

Toute la partie supérieure du vagin est remplie par une tumeur ronde, à la partie postérieure et inférieure de laquelle on sent l'orifice externe à peine dilaté, à bords rigides et tranchants. On essaie sans résultat d'élargir cet orifice avec le doigt ; ce n'est qu'après avoir incisé cet anneau tranchant qu'on peut faire sortir l'œuf ; celui-ci, œuf jumeau à la fin du 3e mois, était entièrement situé dans une cavité vaste aux parois flasques, fixée à l'utérus fortement contracté.

2° Travail

Observation XIV (Personnelle).

La nommée C..., Ernestine, âgée de 24 ans, ouvreuse, entre à la Pitié le 29 janvier 1888 à 3 heures 1/4 du soir, service de M. le Dr Maygrier.

Sextipare, 2 garçons et 3 filles nés vivants à terme; le 3e accouchement a été terminé par une application de forceps pour inertie utérine.

La grossesse actuelle est arrivée à terme.

Premières douleurs le 29 janvier à 3 heures du matin. Rupture des membranes le 29 à 5 heures 1/2 du soir. L'orifice du col dilaté avait alors les dimensions d'une paume de main. [Dilatation complète le 29 janvier à 8 h. 1/2 du soir. OIGT.

Angle accessible au coin. L'engagement se fait facilement. Expulsion spontanée à 9 heures du soir d'une fille de 3.800 gr. longue de 50 cent. et ayant les diamètres suivants: OF = 12, OM = 13, BP = 9, BT = 8, SOB = 10. Bis-acromial = 17.

Durée totale du travail : dix-huit heures. Cet accouchement a été long, à cause d'un certain degré d'inertie utérine, et du volume des épaules. Leur dégagement a présenté aussi quelques difficultés. Enfant vivant. Délivrance naturelle à 9 h. 1/2 du soir. Placenta verdâtre, semblant avoir été inséré au fond de l'utérus.

Vers 8 heures du soir, au moment où la tête était dans l'excavation en GT, l'anneau de Bandl était visible à 12 cent. au-dessus de la symphyse pubienne.

A l'hypogastre, on voyait se former à chaque contraction une voussure très-nette qui disparaissait en même temps que la douleur. La paroi antérieure du segment inférieur, sans tonicité, était soulevée et éloignée du fœtus par du liquide amniotique ; celui-ci en effet, chassé du corps par contraction, était retenu au-dessus du col parce que la tête faisait bouchon au niveau de l'orifice, il s'accumulait dans le segment inférieur qu'il dilatait, et produisait ainsi la saillie notée à l'hypogastre. A la fin de la contraction, cette voussure s'affaissait : le liquide remontait au-dessus de l'anneau de Bandl, et la paroi du segment inférieur se rapprochait du fœtus.

Il va sans dire que la vessie avait été vidée.

Après la délivrance, le corps, revenu sur lui-même était dur, mais mobile sur ses attaches vaginales ; son bord inférieur était éloigné du pubis de 2 travers de doigt au moins. Dans cet intervalle, on ne sentait à la palpation que des tissus mous, sans résistance. Sous l'influence d'une injection chaude, cette partie flasque se durcit manifestement sous la main exploratrice. Légère hémorrhagie de la délivrance.

En dehors de toute contraction, on sentait par le toucher combiné avec le palper, combien était mince la paroi antérieure du segment inférieur.

Suites de couches normales.

3° **Dystocie**

A. Rétrécissements du bassin.

Observation XV (Schroder et Stratz).

Wilhelmine Br..., 25 ans, primipare. Bassin plat, conjugué diagonal 11 cent. La tête est sur l'entrée du bassin. La matité du fond de l'utérus se continue directement avec celle du foie et du cœur ; pas de son tympanique interposé. Anneau de contraction à 3 travers de doigt au-dessus du nombril.

Extraction d'un enfant mort-né.

Observation XVI (Hofmeier).

Femme G..., 37 ans, primipare, rachitique, conjugué vrai 9 cent. Douleurs peu énergiques depuis deux jours, enfant mort. L'utérus est incliné à droite, partagé par un profond sillon, transversal en deux moitiés supérieure et inférieure. Col dilaté, de la largeur d'une pièce de 5 fr. Tête mobile au-dessus du détroit supérieur. Odeur de putréfaction. De l'orifice du col à l'anneau de contraction, 16 cent.

Version absolument impossible par suite du resserrement de l'anneau de contraction autour du cou de l'enfant. Perforation et extraction au moyen du céphalotribe. Suites de couches normales.

Observation XVII (Hofmeier).

Femme R..., 25 ans, primipare, conjugué vrai 8,6. Douleurs modérées depuis douze heures. Enfant mort. Tête complètement au-dessus du détroit supérieur. Le col est assez largement dilaté pour que son bord ne soit pas partout accessible au doigt. De sa lèvre antérieure à l'anneau de contraction, le compas d'épaisseur marque 14 cent. Perforation, extraction au moyen du céphalotribe très difficile par suite du volume de l'enfant. Suites de couches normales.

Observation XVIII (Hofmeier).

Femme G..., 26 ans, primipare. Rachitique, conjugué vrai 7,5. Ecoulement de liquide amniotique quatre (?) jours avant. Douleurs faibles depuis douze heures. Pouls 130°. Physométrie. Enfant mort. Dilatation du col comme une pièce de 5 fr. Orifice très rigide. Distance de l'orifice du col à l'anneau de contraction très visible sous forme de sillon, 18 cent. Utérus très tendu, perforation et extraction au moyen du céphalotribe, rendues très difficiles par la rigidité des parties molles. Suites de couches favorables, sauf légère paramétrite.

Observation XIX (Hofmeier).

Femme H..., 28 ans, primipare. Conjugué vrai 8 cent. Douleurs très violentes depuis vingt-deux heures. Patiente épuisée. Tête au détroit supérieur. L'orifice du col ne peut être atteint même pendant la narcose. Utérus excessivement étroit et long. Anneau de contraction distinct à la hauteur du nombril sous forme de sillon. Du sommet de la tête à l'anneau de contraction 22 cent; du bord supérieur d la symphyse à l'anneau de contraction 15 cent. Forceps difficile. L'enfant, très asphyxique, ne peut être rappelé à la vie. Suites de couches normales.

Observation XX (Hofmeier).

Femme A..., 27 ans, primipare, conjugué vrai 7,3. Douleurs
depuis douze heures, très fortes depuis cinq heures. Orifice du col
accessible sur tout son pourtour par le toucher. Tête au détroit supérieur. Anneau de contraction, sous forme de sillon, distinct, distant
de l'orifice cervical de 20 cent. Ligaments ronds très tendus. Forceps.
Col et segment inférieur extrêmement amincis, mais intacts partout.
Enfant asphyxique. Suites de couches normales. Il y avait eu un
accès éclamptique après l'accouchement.

Observation XXI (Hofmeier),

Femme G... Conjugué vrai 8,8. 5 accouchements en cinq ans. Travail très faible depuis douze heures. Deuxième position du front.
Tête mobile au-dessus du détroit supérieur; orifice du col dilatable.
Sillon de Bandl très net à 19 cent. au-dessus de l'orifice cervical. On
essaie la version et pendant cette opération, on constate que la tête et
le tronc jusqu'au nombril sont dans le segment inférieur, l'ombilic
du fœtus se trouvant au niveau de l'anneau de Bandl.

Observation XXII (Hofmeier).

Femme H..., 28 ans, 4 accouchements en six ans. Conjugué vrai 8,3.
Quatrième grossesse. Depuis quatorze heures, travail très modéré.
Anneau de contraction distinctement visible, oblique, distant de l'ori-
fice du col de 16 cent. à droite, de 19 cent. à gauche.

Observation XXIII (Hofmeier).

Femme P.., 43 ans, decimiquartipare. Accouchements tous un peu
difficiles au forceps. Conjugué vrai, 8,7. Douleurs très violentes depuis
douze heures. La patiente est très agitée, pouls à 136. Utérus complètement fléchi en avant, hernie de la ligne blanche. Tête à l'entrée
du bassin. Bruit du cœur confus. Plusieurs essais de forceps inutiles;

en essayant la version, on remarque que l'ombilic de l'enfant se trouve au niveau de l'anneau de contraction. Le passage de la main est rendu très difficile, on ne peut saisir un pied. Par suite du danger imminent de rupture, on renonce à la version et on pratique l'expression mécanique de la tête à travers la paroi abdominale. Enfant né vivant. Le col et le segment inférieur forment un énorme sac à parois intactes. Suites de couches normales.

Observation XXIV (Hofmeier).

Femme W., 32 ans, tertipare. Conjugué vrai 8, 4. Deux accouchements spontanés. Cette fois, travail durant depuis 27 heures. Douleurs violentes, agitation. L'accouchement a fait peu de progrès depuis plusieurs heures. Tête au détroit supérieur. La suture sagittale est près du promontoire ; bosse sanguine volumineuse. Anneau de contraction distinct à 16 ou 17 cent. de l'orifice du col. Narcose Expression de la tête. Forceps dans l'excavation. Enfant vivant.

Observation XXV (Hofmeier).

Secondipare, 31 ans. Le premier accouchement a été terminé par une application de forceps. Conjugué vrai 8 c., bassin rachitique. Douleurs depuis 24 heures, violentes depuis 5 heures. Utérus incliné à droite. L'anneau de contraction, fortement marqué, est oblique à la ligne blanche ; il passe en biais à la hauteur du nombril. Sa distance au milieu de la lèvre antérieure du col est de 18 cent. à droite, de 21 cent. à gauche. Tête mobile à l'entrée du bassin. Pariétal postérieur aplati. Suture sagittale près du promontoire. Douleurs insupportables, agitation. Narcose. Expression de la tête, forceps dans l'excavation. Enfant vivant. Le col et le segment inférieur forment une cavité vaste à parois molles, mais intactes.

Observation XXVI (Personnelle).

La nommée Barb., âgée de 25 ans, tailleuse, entre le 12 octobre, 1887, à 4 heures du matin, à la Pitié, service de M. le Dr Maygrier.

Primipare, à terme ; premières douleurs le 9 octobre à 6 heures du matin. Rupture des membranes le 10 à 1 heure du matin. Au moment de l'entrée à l'hôpital, saillie de la tête fœtale au-dessus de la symphyse pubienne, rétrécissement du bassin, rachitique, P S P. 10,5. Enorme bosse sanguine. Tête à peine amorcée. Orifice du col comme une pièce de 5 fr. Anneau de contraction visible à l'ombilic à 15 cent. au-dessus du bord supérieur de la symphyse. Fond de l'utérus à 33 cent. au-dessus de la symphyse. Vers 10 heures du soir, le 12 octobre, les battemeuts du cœur fœtal se ralentissent ; la dilatation du col est presque complète. Tête en O I D T, fixée au détroit supérieur ; application de forceps biauriculaire ; passage facile à travers le détroit supérieur ; rotation avec l'instrument qui est désarticulé quand la tête est au couronnement à la vulve. Légère expression rectale. Enfant en état de mort apparente, ranimé ; il pèse 2,680 gr.

OBSERVATION XXVII (Résumée. Hosmer).

Primipare de 30 ans. Bassin étroit, mal conformé. Enfant se présentant par le sommet. Le tronc de l'enfant est étreint fortement par une constriction annulaire située à égale distance du col et du fond de l'utérus. Version après crâniotomie. Mort de la mère.

OBSERVATION XXVIII (Résumée. Hosmer).

Primipare de 28 ans. Bassin mal conformé. Premier accouchement en 1872. Enfant en 1re position du sommet. Constriction annulaire située vers le tiers supérieur de la matrice. Extraction d'un enfant vivant, par la version.

La même femme : 2º accouchement en 1874. Mêmes phénomènes et mêmes résultats. 3º accouchement en 1876. Mêmes accidents. Mort de la mère et de l'enfant.

B. Résistance du périnée.

OBSERVATION XXIX (Hofmeier).

S., 33 ans, primipare. Travail durant depuis 18 heures. Contractions énergiques jusqu'à ce que la poche des eaux soit rom{ (depuis

5 heures). Peu après cette rupture, les douleurs diminuent ; l'accouchement s'arrête. Issue du méconium depuis une demi-heure ; battements du cœur fœtal lents et irréguliers. Tête profondément engagée. L'orifice du col est au-dessus de la tête fœtale, derrière la symphyse. Périnée très rigide. Distance de l'orifice du col à l'anneau de contraction, 14 cent ; du sommet de la tête jusqu'à ce point, 20 cent., jusqu'au fond de l'utérus, 30 cent. Forceps. Enfant assez asphyxique.

Observation XXX (Hofmeier).

Femme R., 37 ans, primipare ; est restée stérile pendant les cinq premières années de son mariage. Douleurs très violentes depuis 30 heures. L'accouchement n'avance plus depuis plusieurs heures, malgré l'énergie des contractions. Tête très engagée. Orifice du col au-dessus de la tête à la hauteur du bord supérieur de la symphyse. De ce point à l'anneau de contraction, 12 cent ; de la tête fœtale au fond de l'utérus 38 cent ; de l'orifice cervical au fond de l'utérus, 26 cent. (Le sommet de la tête est donc environ 12 cent. plus bas que l'orifice du col.) La distance de l'anneau de contraction au sommet de la tête était d'environ 24 cent. Forceps. Enfant vivant.

Observation XXXI (Hofmeier).

Femme B., 36 ans, primipare. En travail depuis 36 heures. Depuis 8 heures, le travail est arrêté. Agitation. Tête très engagée dans l'excavation. Rigidité des parties molles et étroitesse de la vulve. L'orifice du col est au-dessus de la tête. De cet orifice jusqu'à l'anneau de contraction, 12 cent. ; du sommet de la tête à ce même point, 17 cent. ; au fond de l'utérus, 31 cent. Forceps difficile à cause de la rigidité des parties. Enfant en état de mort apparente, ranimé bientôt. L'utérus se rétracte bien.

Observation XXXII (Hofmeier).

Femme L, 32 ans, primipare. En travail depuis 20 heures. L'accouchement est arrêté depuis quelques heures. Agitation. De l'orifice du

..col à l'anneau de contraction, 17 cent. ; de l'anneau de contraction au fond de l'utérus, 15 cent. ; du point le plus déclive de la tête fœtale au fond de l'utérus, 36 cent. ; du point le plus déclive de la tête à l'anneau de contraction, 24 cent. Forceps. Fille vivante. L'utérus se contracte bien.

OBSERVATION XXXIII (Hofmeier).

L. U., 25 ans, primipare. En travail depuis 3 jours. Le travail a bien marché jusqu'au moment où la tête est arrivée sur le périnée ; il s'est alors arrêté. Du point le plus déclive de la tête à l'anneau de contraction, 24 cent. ; au fond de l'utérus, 33 cent ; de l'orifice du col à l'anneau de contraction, 14 cent. ; de l'anneau de contraction au fond de l'utérus, 11,5. Forceps. Enfant vivant.

C. Rigidité du col.

OBSERVATION XXXIV (Personnelle).

La nommée J., âgée de 33 ans, couturière, est entrée le 22 septembre 1887, à 4 heures du matin, à l'hôpital de la Pitié, service de M. le Dr Maygrier.

Primipare, au terme de 8 mois 1|2 environ. Le 20 septembre, à 10 heures du soir, début des douleurs et, à peu près en même temps, rupture de la poche des eaux. Au moment de l'entrée à l'hôpital, l'inspection de l'abdomen ne dénote rien d'anormal. O I D T. Enfant vivant. Angle accessible au loin ; tête amorcée, non fixée au détroit supérieur. La fontanelle antérieure est au centre du détroit supérieur. Le col est épais de 1 cent. environ, non douloureux, rigide, inextensible ; son orifice circulaire a les dimensions d'une pièce de 1 franc. A ce moment (22 septembre, 4 heures du matin), on sent par le palper au moment des douleurs, une dépression linéaire, transversale, située à 6 cent. au-dessus du pubis et formée par l'anneau de Bandl. Bains, irrigations chaudes et prolongées sur le col. Tentatives de dilatation avec un sachet de Barnes. A 6 heures du soir, le col a un peu diminué d'épaisseur et de consistance ; il est un peu plus dilaté. L'anneau de contraction est à 9 cent. au-dessus du pubis.

Le 23 septembre au matin, le col est dans le même état. On entend toujours les battements du cœur fœtal et, en même temps on trouve de la sonorité au fond de l'utérus. Celui-ci est beaucoup plus développé que la veille : il remonte à 41 cent. au-dessus du pubis. Il y a de la physométrie due à la putréfaction du liquide amniotique. Le corps utérin a la forme d'une vaste sphère, à parois très minces en certains points, écartées du fœtus par des gaz (que l'on déprime pour ramener momentanément au contact la paroi utérine et l'enfant). Cette sphère est limitée en bas par l'anneau de contraction situé maintenant à 10 cent. au-dessus du pubis. Le segment inférieur a donc ici la forme d'un cône renversé, à base large, à hauteur peu étendue par rapport à celle du reste de l'utérus.

A 11 heures du matin, le ventre a encore augmenté de volume. A a physométrie facilement reconnaissable dans les points où la paroi abdominale est immédiatement accolée à l'utérus, s'est ajouté du tympanisme produit par des anses intestinales qui occupent la partie gauche du ventre. L'utérus est, par suite, à droite. A son niveau, la percussion rend un son plus clair pendant les contractions que dans les périodes de calme. Injection intra-utérine avec la sonde de Budin ; bruit de glou-glou et issue de gaz et de liquide amniotique teinté par le méconium.

Le col, qui était légèrement œdématié la veille, n'est plus infiltré maintenant. Il est un peu plus dilaté.

A 1 heure du soir, il se fait, dans la partie postérieure droite du col, une déchirure spontanée de 2 cent. environ. La dilatation a maintenant les dimensions d'une paume de main. A 2 heures, M. Maygrier pratique une incision dans la partie gauche et antérieure du col, et fait une application de forceps, les bruits du cœur étant toujours perceptibles, mais très modifiés. Extraction rapide d'un enfant qu'on ne peut ranimer. Délivrance et suites de couches normales. Le travail avait duré 64 heures et demie.

OBSERVATION XXXV (Hofmeier).

Femme F. G., 25 ans, primipare. Accouchement prématuré spontané à 8 mois. Douleurs vives depuis 5 heures. Poche des eaux intacte. Hydramnios. L'orifice du col a les dimensions d'une pièce de 1 fr.

Les bords sont tranchants et résistants. Rupture de la poche des eaux. Immédiatement après, on mesure la distance qui sépare l'orifice cervical de l'anneau de contraction et on trouve 10,5. Dilatation artificielle de l'orifice ; puis expulsion d'un fœtus sanguinolentus.

D. *Contraction irrégulière de l'utérus.*

Observation XXXVI (Résumée. Hosmer).

Primipare de 22 ans. Bassin bien conformé. Constriction située vers le tiers inférieur de la matrice. Crâniotomie.

2e accouchement 18 mois plus tard. Mêmes phénomènes. Mort de la mère avant l'expulsion de l'enfant. Chez cette femme, on pouvait sentir la constriction à travers la paroi abdominale.

Observation XXXVII (Résumée. Hosmer)

Primipare de 30 ans. Bassin bien conformé. Enfant en 1re position du sommet. Constriction située immédiatement au-dessus du détroit supérieur. Mort de la mère avant l'expulsion de l'enfant.

E. *Présentation du siège décomplété mode des fesses.*

Observation XXXVIII (Personnelle).

La nommée Dub..., âgée de 37 ans, couturière, est entrée le 17 octobre 1886 à l'hôpital Tenon, salle Baudelocque, n° 14, service de M. le Dr Bar.

Primipare. Grossesse normale, à terme. Premières douleurs le 17 octobre à 3 heures du matin. Rupture spontanée des membranes à 4 heures du matin. A 4 heures 1/2, l'orifice du col a les dimensions d'une paume de main. SIGA. Enfant vivant. Contractions utérines très faibles.

Le 18, à 9 heures 1/2 du matin, la dilatation est à peu près complète. Bain, injections chaudes, puis tentatives d'extraction. En agissant sur l'aine antérieure, on fait un peu descendre le siège ; mais bientôt ce mouvement de descente s'arrête. On essaie deux fois le forceps, qui dérape.

A minuit, on n'entend plus les battements du cœur. La partie fœtale est dans la moitié inférieure de l'excavation et, en même temps, le fond de l'utérus semble avoir remonté : il est plus élevé vers l'épigastre qu'au commencement du travail. De plus, l'utérus a une forme en bissac très accusée. La dépression linéaire et transversale qui lui donne sa forme en sablier est visible à travers la paroi abdominale ; elle est située au même niveau que l'ombilic. Toute la partie de l'utérus située au-dessus de ce rétrécissement est sphérique, un peu plus étendue dans le sens transversal que la partie située au-dessous ; celle-ci est cylindrique. Le fond de l'utérus est sonore à la percussion et une odeur de putréfaction assez marquée se dégage. M. Bar extrait le fœtus à l'aide du crânioclaste.

Délivrance par expression. Légère inertie utérine consécutive. Dès que l'utérus a repris sa consistance normale, on constate que le globe utérin est situé dans la cavité abdominale plus haut qu'à l'ordinaire. Au toucher, au-dessus des culs-de-sac vaginaux, on trouve une cavité assez vaste, au fond de laquelle on sent, en poussant le doigt le plus haut possible, un bourrelet tomenteux, résistant, entourant circulairement un orifice perméable. Le palper, combiné avec le toucher, indique que ce bourrelet appartient au globe utérin revenu sur lui-même dont il constitue le bord inférieur. Au-dessous de ce bord se trouve la cavité déjà mentionnée ; elle est assez vaste, limitée latéralement par des parois lisses, unies, très lâches, flottantes, sans résistance et d'une minceur extrême, à tel point que si l'on n'était prévenu, on pourrait penser que l'utérus est rompu et complètement détaché du vagin.

Petite déchirure du périnée. Périnéorrhaphie. Légère phlegmatia alba dolens. Guérison complète.

OBSERVATION XXXIX (Personnelle).

La nommée B., âgée de 38 ans, couturière, entre le 15 novembre 1886 à l'hôpital Tenon, salle Baudelocque, n° 15, service de M. le Dr Bar.

Octavipare à terme. Rupture spontanée des membranes, le 15 novembre à 4 heures du matin, quelques instants après l'apparition des premières douleurs. Vers 10 heures du matin, un médecin et une sage-femme de la ville font des tentatives d'extraction, puis envoient la femme à l'hôpital.

A 11 heures du matin, on constate que l'utérus remonte très haut dans l'épigastre, que ses dimensions verticales l'emportent de beaucoup sur les transversales; qu'il existe une dépression linéaire, dépression qui lui donne une forme en sablier des plus caractéristiques.

La vessie pleine soulève l'hypogastre; jointe à la rétraction de l'utérus, elle rend le palper très difficile.

Les bruits du cœur fœtal sont nuls.

Il y a un œdème considérable des grandes lèvres, qui sont violacées, parsemées d'ecchymoses noirâtres. On prévoit la déchirure du périnée comme inévitable : il y a déjà une petite plaie au niveau de l'anus.

La dilatation est complète, les membranes rompues. Présentation du siège décomplété mode des fesses en sacro-sacrée. Le siège est très bas, tout à fait à la partie inférieure de l'excavation, et il serait très facilement accessible sans l'œdème considérable de la vulve. Cette situation de la partie fœtale tout près de l'orifice vaginal est d'autant plus remarquable que le fond de l'utérus est très élevé dans l'épigastre. M. Bar extrait le fœtus à l'aide du crânioclaste. Après l'issue du tronc, la tête semblant volumineuse, pour éviter une déchirure complète du périnée, M. Bar fait une basiotripsie et termine ainsi l'accouchement.

Au moment où le tronc était presque entièrement extrait, il existait au-dessus de la tête, encore perceptible à l'hypogastre, une tumeur grosse comme les deux poings, dure, occupant la région ombilicale et se continuant en bas avec la tête du fœtus. A mesure que la tête descendit, elle se sépara, puis s'éloigna de plus en plus et enfin devint complètement indépendante de cette tumeur qui resta à la même place. Après l'accouchement, cette masse devint très mobile dans l'abdomen, et elle fut reconnue pour être l'utérus contenant encore le placenta et réuni au vagin par l'intermédiaire d'un segment inférieur considérablement aminci et allongé dont la cavité était limitée par des parois lisses, flottantes et surtout d'une extrême minceur.

Délivrance naturelle, suites de couches normales.

F. *Procidence d'un membre.*

Observation XL (Personnelle).

La nommée P., âgée de 18 ans, blanchisseuse, est entrée le
24 avril 1887 à l'hôpital de la Pitié, service de M. le Dr Maygrier.

Rachitisme dans l'enfance. Une première grossesse s'est terminée à
8 mois 1/2 par l'expulsion spontanée d'un enfant mort pendant le
travail.

Deuxième grossesse actuelle à terme. Le travail a débuté le 24 avril
à 8 heures du matin ; la femme entre à l'hôpital le même jour à
7 heures 1/2 du soir. OIGT. Tête élevée non fixée. Enfant vivant.
L'orifice du col est largé comme une pièce de 5 francs. Poche des
eaux intacte. A travers les membranes, on sent un bras procident. La
tête est trop élevée pour être accessible au toucher. Diamètre
P.S.P. 10 centimètres. Douleurs énergiques, presque continuelles.

A ce moment (7 h. 1/2), l'inspection et le palper n'indiquent rien de
spécial quant à la forme de l'utérus. Deux heures après, à
9 heures 45, la dilatation du col est complète et la poche des eaux se
rompt. Il s'écoule brusquement une assez grande quantité de liquide
amniotique. La tête est au détroit supérieur en OIGT ; mais il y a
procidence de tout l'avant-bras. L'utérus se contracte énergiquement.
Il a alors une forme en sablier des plus nettes. Le fond de l'organe
remonte plus haut que deux heures auparavant ; il est tout à fait à
l'épigastre, à 29 centimètres au-dessus de la symphyse pubienne.
L'étranglement qui donne à l'utérus sa forme en sablier, visible à
travers la paroi abdominale, est situé à deux travers de doigt au-
dessus de l'ombilic, à 18 centimètres au-dessus du bord supérieur de
la symphyse pubienne ; la loge supérieure de l'utérus est ovoïde, la
loge inférieure cylindrique. On introduit facilement une main à
travers le col ; cette main est arrêtée en haut par l'anneau de Bandl,
qui est énergiquement contracté autour de l'enfant et qui lui forme
comme une ceinture, au-dessous de laquelle se trouvent la poitrine, la
tête et les bras ; au-dessus, sont enfermés le siège et les membres
inférieurs avec le reste du liquide amniotique. Le fœtus, au lieu d'être
légèrement courbé suivant sa face antérieure, a été complètement
redressé par les contractions utérines, et les membres inférieurs

Demelin.   8 contenus dans le segment supérieur de la matrice sont absolument inaccessibles à la main de l'accoucheur. A travers la paroi abdominale, on voit cette main évoluer dans le segment inférieur, au-dessous de l'anneau de contraction, et on voit aussi l'impossibilité où elle es de passer au-dessus de lui. Des tentatives de réduction finissent par faire rentrer le bras procident au-dessus de la tête. L'accouchement se termine alors spontanément : à 10 heures 1/2 naissance d'un garçon vivant pesant 3000 grammes, ayant un diamètre bi-pariétal de 9 centimètres, un sous-oc. breg. de 10 centimètres. Pendant le passage de la tête au détroit supérieur, il s'est produit un chevauchement très considérable des os du crâne.

Après la délivrance, qui a été normale, le corps de l'utérus, bien rétracté, est séparé du pubis par un intervalle de 3 travers de doigt, qui correspond au segment inférieur. Celui-ci est mou et très dépressible.

G. *Présentation de la face.*

Observation XLI (Personnelle).

La nommée R., âgé de 35 ans, ménagère, entre le 16 février 1887 à 4 heures du soir à l'hôpital de la Pitié, service de M. le D' Maygrier.

Tertipare, au terme de 8 mois 1/2. Début du travail le 16 février à 9 heures 1/2 du matin. Rupture des membranes à 10 heures 1/2 du matin. A 4 heures du soir, le ventre est comme bilobé : il présente une saillie volumineuse dans le flanc droit, vers l'hypochondre du même côté, et une autre saillie plus petite vers la fosse iliaque gauche. Au palper, on reconnaît que cette forme du ventre est due à ce que l'utérus est très obliquement incliné par son fond vers la droite. La plus grosse des deux saillies observées à l'inspection est formée par la majeure partie du corps de l'utérus déjeté à droite ; l'autre saillie, située à gauche, est séparée de la précédente par un coup de hache très net. De ce coup de hache part une dépression linéaire oblique en bas et à droite, perceptible au moment des contractions et se perdant à droite au niveau du détroit supérieur.

Tête fœtale élevée ; légère procidence de la main gauch e applique sur la face. Diamètre promonto-sous-pubien, 11 cent. orifice presque complètement dilaté. L'enfant perd du méconium ; on fait la version, et on extrait une fille vivante de 2680 gr. Diamètre bipariétal 915 ; sous-occipito bregmatique 9 1/2.

Pendant la version, on avait constaté un amincissement marqué de la paroi utérine et sa distension du côté de l'occiput au niveau du segment inférieur. Délivrance et suites de couches normales.

H. *Présentation de l'épaule.*

Observation XLII (Hofmeier).

Femme W., 47 ans, 7 accouchements en 11 ans. Conjugué vrai 9 cent. Dans la plupart des accouchements, le fœtus s'est présenté par l'épaule. Cette fois le travail est commencé depuis quinze heures; les contractions sont faibles. Poche des eaux intacte. Col irrégulièrement dilaté : sa partie droite est ouverte ; le plan de son orifice est oblique par rapport au plan du détroit supérieur. Le bord droit du col est au-dessus du bord droit du bassin ; le bord gauche du col est sur la ligne médiane au centre du détroit supérieur et, par conséquent plus bas que le bord droit de l'orifice cervical. Procidence du cordon en avant, présentation de l'épaule en A I D. La forme du ventre est très remarquable. A droite, dans la fosse iliaque, on voit une tumeur de moyennes dimensions ; à gauche apparaît une autre tumeur plus vaste. Ces deux tumeurs sont distinctement séparées l'une de l'autre par un sillon rectiligne, oblique, coupant la ligne blanche sous un angle de 30°. La tumeur gauche est formée par la majeure partie de l'utérus et par son fond incliné de ce côté. De plus, l'utérus est tordu sur son axe de manière que le ligament rond du côté droit regarde en avant ; la tumeur de droite représente la partie correspondante du segment inférieur dilatée et contenant la tête du fœtus. Le sillon oblique n'est autre que l'anneau de contraction. La distance qui sépare l'orifice du col de l'anneau de contraction est de 8 cent. mesurés sur la ligne médiane, et du point où la ligne blanche est obliquement croisée par le sillon de l'anneau de Bandl. Vers la droite de la femme, le sillon, oblique en haut et en dehors, s'élève davantage au-dessus de l'orifice externe : la distance qui sépare ces deux points est de 20 cent. Cette distance de 20 cent. représente la longueur d'une ligne droite partant de l'orifice cervical et aboutissant au point le plus élevé de l'anneau de contraction. Version podalique. On constate à droite, au-dessous de l'anneau de contraction, une dilatation énorme en forme de sac dont les parois sont extrêmement minces.

I. *Placenta prævia.*

OBSERVATION XLIII   (Personnelle).

(Due à l'obligeance de M. le Dr Doléris).

Hôpital Tenon. — Prævia partiel. Hémorrhagie pendant le travail. Mort avant la dilatation complète du col.

Autopsie. — Angle accessible au loin, O I G T. Dilatation du col comme la paume de la main. Poche des eaux rompue. On sent par le toucher un cotylédon placentaire décollé comblant la moitié antérieure de l'orifice du col ; la moitié postérieure est occupée par la tête du fœtus.

Inclsion de la ligne blanche au-dessus de l'ombilic et jusqu'à lui. A partir de ce point, on fait deux incisions latérales allant aux épines iliaques antérieures et supérieures.

Quand on introduit un doigt par la vulve dans le cul-de-sac vaginal antérieur et un autre doigt dans le cul-de-sac péritonéal vésico-utérin par l'incision de la paroi, on remarqne que ces deux doigts viennent facilement à se toucher l'un l'autre à travers des tissus qui paraissent fort minces. Cela tient à ce que le cul-de-sac séreux descend très bas entre la vessie et l'utérus, et que les adhérences celluleuses intervésico-utérines sont complètement relâchées.

Ablation de l'utérus et des organes voisins.

Sans aucun artifice de préparation, l'œuf est normalement décollé dans le quart inférieur de la cavité utérine (abstraction faite, bien entendu, du décollement placentaire).

Sur une coupe, la paroi utérine a au maximum 1 cent. d'épaisseur ; elle s'amincit progressivement vers le col et, sur la face postérieure, il n'y a rien dans la paroi musculaire qui indique la place de l'anneau de contraction.

Le placenta s'insère en partie sur le segment inférieur en avant
et un peu vers la gauche ; il est très allongé dans le sens vertical,
mais peu large. Insertion vélamenteuse du cordon du côté du bord
placentaire décollé.

On sépare le placenta et les membranes de la paroi utérine. On
remarque alors sur la face antérieure suivant une ligne perpendiculaire au grand axe de l'utérus et faisant partie de la surface d'insertion du placenta, une saillie linéaire transversale, au niveau de
laquelle le tissu utérin est beaucoup plus pâle, beaucoup plus
anémie qu'au-dessus et au-dessous. Cette saillie répond exactement
au point où le placenta cesse d'être décollé. En d'autres termes, toutes
les parties de la surface d'insertion placentaire situées au-dessous de
cette saillie transversale, donnaient du sang pendant la vie ; tout ce
qui est au-dessus, était resté uni avec le placenta. Celui-ci présente
sur sa face utérine un sillon, ayant la même forme, la même
situation, la même direction que la saillie de la paroi utérine correspondante. Au niveau de ce sillon, la masse placentaire est très
amincie, réduite à 7 ou 8 mm., comme si une corde tendue avait
étranglé le placenta sur un plan résistant. Le sillon est surtout profond vers le centre du placenta, il diminue à mesure qu'on se rapproche des bords. Au-dessus de ce sillon, le gâteau placentaire a
1 cent. d'épaisseur moyenne ; il est pâle et anémié, mais moins
encore qu'au niveau même du sillon d'étranglement. Au-dessous de
celui-ci, se trouvent les cotylédons décollés qui sont tuméfiés, volumineux, congestionnés, d'un rouge foncé, comme œdématiés.

En remettant les choses en place, on s'aperçoit que la sangle four-
nie par la paroi utérine de même que le sillon imprimé par elle sur
le placenta correspondent à l'occiput du fœtus. La saillie transversale de la paroi utérine est à 6 cent. au-dessus de l'orifice du col.
Au-dessous d'elle, le muscle est un peu moins épais qu'au-dessus,
où il a 1 cent., mais la différence n'est pas grande.

Le pôle inférieur de l'œuf était spontanément décollé, avons-nous
dit: la limite supérieure de ce décollement répondait au même niveau
que la sangle décrite plus haut, c'est-à-dire à 6 cent. au-dessus de
l'orifice du col.

Sur la face externe, le point d'attache fixe du péritoine au muscle
n'a malheureusement pas été observé. Aussi n'existe-t-il guère de
preuve certaine que la sangle de la paroi utérine était formée par

l'anneau [de contraction"; mais c'est au moins une hypothèse soutenable.

J. Rupture spontanée de l'utérus.

Observation XLIV (Personnelle).

La nommée D..., âgée de 34 ans, journalière, entre le 24 janvier 1887 à l'hôpital Tenon, service de M. le Dr Bar, salle Baudelocque, n° 13.

Nonipare, à terme. Début du travail le 23 janvier à 9 heures du soir. Rupture des membranes le 24 à 4 heures du matin. A 3 heures de l'après-midi, une sage-femme de la ville donne du seigle ergoté. A 5 heures, un médecin fait une série d'applications de forceps sans résultat. La malade arrive alors à l'hôpital avec un œdème assez considérable de la vulve. L'utérus remonte très haut à l'épigastre; il est contracté en sablie : le rétrécissement transversal visible à travers la paroi abdominale, se trouve à 2 travers de doigt au-dsssous de l'ombilic ; le ventre est douloureux, surtout à droite. Pas de battements du cœur fœtal. SI G A complet. Le siège est dans la moitié inférieure de l'excavation. A 10 heures du soir, le fond de l'utérus est toujours aussi élevé ; mais le siège est à la vulve. Extraction manuelle. Délivrance naturelle.

Le 25. — Etat général assez bon, ventre douloureux à droite.

Le 26. — Léger ballonnement, dyspnée, cyanose. Congestion pulmonaire à droite.

Le 27. — A 4 heures du matin, après une nuit assez calme, la femme meurt presque subitement avec des signes d'hémorrhagie interne.

Autopsie. — L'utérus est incliné à gauche ; de ce côté, le ligament large est intact; à droite, se trouve un vaste hématome dans l'intérieur du ligament large du même côté. L'utérus est donc flanqué en ce point d'une masse du volume d'une orange, fluctuante, peu tendue, recouverte par les feuillets séreux du ligament large droit, non enflammés. Cette masse fait saillie entre le ligament rond et la trompe. La paroi de la poche ne présente pas de solution de continuité, mais elle est très amincie en avant ; elle se continue avec la paroi antérieure du segment inférieur de l'utérus. A ce niveau, la séreuse est éraillée par places et, à travers ces éraillures apparaissent à nu les fibres musculaires. On incise la paroi antérieure de l'hématome ; on arrive alors dans une vaste cavité remplie de caillots noirs, s'étendant en bas jusqu'au plancher pelvien, dans l'épaisseur du ligament large qui n'avait pas été déchiré, et aboutisant en dedans à une large rupture utérine portant sur le bord droit du segment inférieur. En arrière l'hématome repose sur la face postérieure de l'excavation et, en haut, il fuse sous le péritoine jusque sur la région lombaire droite, à 7 ou 8 cent. au-dessus de l'extrémité inférieure du cæcum. Le cul-de-sac péritonéal vésico-utérin est intact : en somme la cavité péritonéale n'a pas été ouverte.

Pas de péritonite.

La portion vaginale du col est intacte dans tout son pourtour. Le segment inférieur a une hauteur de 4 centimètres 1/2, mesurée à partir de l'insertion du vagin sur le col. La paroi de ce segment est mince : elle n'a que 5 millimètres. La partie épaisse de l'utérus a au contraire 23 milimètres de parois. La limite entre le segment inférieur mince et la moitié supérieure de l'utérus est brusquement indiquée par un rebord saillant dû au changement rapide survenu dans l'épaisseur des parois.

La rupture utérine commence en bas, immédiatement au-dessus de la portion vaginale du col ; elle remonte le long du bord droit du segment inférieur et se prolonge sur le bord correspondant du corps à 1 centimètre et 1/2 au-dessus du rebord épais qui limite en haut le segment inférieur ; mais elle n'est plus, à partir de ce point, qu'une simple encoche qui intéresse seulement les couches musculaires les plus superficielles. Ainsi en bas, sur le segment inférieur, la rupture est complète, la cavité utérine ouverte ; en haut, la déchirure est incomplète et à son niveau, la cavité utérine est encore fermée par un plan solide de fibres musculaires intactes.

Dans le sens transversal, à l'union de la zone épaisse avec le segment mince, il y a une rupture perpendiculaire à celle du bord droit et longue d'environ 2 centimètres. Toute la paroi musculaire est rompue en cet endroit, mais le péritoine y est intact. La portion transversale de la déchirure se trouve à deux travers de doigt au-dessus du cul-de-sac péritonéal vésico-utérin. La déchirure du bord droit a 4 centimètres 1/2 de hauteur dans sa partie répondant au segment inférieur ; elle se prolonge sur le corps proprement dit de l'utérus dans une étendue de 2 centimètres, ce qui porte à 6 centimètres

1/2 la longueur totale de cette déchirure verticale. Celle-ci commence
en bas un peu au-dessous du cul-de-sac péritonéal vésico-utérin. La
vessie est intacte.

OBSERVATION XLV (Personnelle).

(Due à l'obligeance de M. le Dr Maygrier. — Autopsie faite dans son
service de la clinique d'accouchements).

Femme arrivée à l'hôpital avec une rupture complète de l'utérus ;
le fœtus est sorti presque entièrement de la cavité utérine et se
trouve dans la cavité abdominale au-dessus de la matrice, qui a bas-
culé en avant. Extraction manuelle d'un enfant mort, que M. Maygrier
est allé chercher au milieu des anses intestinales à travers la déchirure utérine.

Mort. Autopsie. Sur la face postérieure du segment inférieur,
existe à 2 centimètres au-dessus du col une déchirure triangulaire à
base dirigée en haut ; ses bords sont assez épais, du fait de la rétraction musculaire. Partout ailleurs les parois de ce segment n'ont que
sept millimètres d'épaisseur, tandis que celles du corps ont 4 centimètres au maximnm, 2 centimètres au minimum au niveau du fond.

Hauteur totale de l'utérus, 21 centimètres. L'insertion fixe du péritoine se fait à 14 centimètres au-dessous du fond ; la réflexion du péritoine, de l'utérus sur la vessie, se fait à 3 centimètres plus bas ; le
cul-de-sac séreux est distant de 2 centimètres de l'attache du vagin
sur le col. De cette attache à l'orifice externe, il y a 2 centimètres
encore.

Hémorrhagie. Pas de péritonite. L'utérus était tout à fait en antéversion ; la vessie lui adhérait d'une manière lâche sur un espace de
2 centimètres.

OBSERVATION XLVI (Personnelle).

(Due à l'obligeance de M. le Dr Maygrier. — Autopsie faite dans son
service de la clinique d'accouchements.)

Présentation de l'épaule très engagée. Rupture spontanée de l'u-
térus au moment de l'arrivée à l'hôpital. Embryotomie très rapide à
l'aide de l'embryotome Tarnier. Mort par hémorrhagie.

Rupture utérine occupant tout le bord gauche du segment inférieur et complète à ce niveau, prolongée sur le corps proprement dit pendant une longueur de 1 cent. ; mais elle est ici incomplète et n'intéresse que les fibres musculaires superficielles.

La vessie, intacte, est disséquée de bas en haut. Très intimement unie au vagin, elle adhère làchement à la partie supra-vaginale du col, sur une étendue de 1 cent. 1/4. Ces adhérences, très faibles, permettent le glissement facile de la vessie sur l'utérus et se laissent distendre sans se déchirer.

Hauteur du canal cervico-utérin, 10 cent. ; hauteur totale de l'utérus, 20 cent. Epaisseur maxima des parois du corps, 4 cent. Epaisseur du fond, 2 cent. 1[2. Epaisseur minima du segment inférieur, 5 mm.

4° Délivrance.

HÉMORRHAGIE DE LA DÉLIVRANCE

OBSERVATION XLVII (Personnelle).

La nommée C., âgée de 37 ans, ménagère, est entrée le 4 mai 1887 à 10 heures du matin, à l'hôpital de la Pitié, service de M. le Dr Maygrier.

Décimipare à terme, Angle accessible au loin. OIGT. L'orifice du col dilaté a les dimensions d'une pièce de 5 fr. Poche des eaux intacte. Légère hémorrhagie avant la rupture de la poche des eaux. Accouchement spontané à 11 heures 40. Durée du travail, 6 heures 40. Délivrance naturelle à midi 10.

A midi et demi, l'utérus est dur ; il n'y a aucun écoulement par la vulve. A 1 heure et un quart, on constate que du sang est sorti et sort encore de la vulve. La quantité peut en être évaluée à 4 ou 500 gramm. L'utérus est dur, rétracté, globuleux ; il remonte jusqu'au niveau de l'ombilic. Mais ces caractères de dureté et de consistance n'existent que dans la moitié supérieure de l'organe ; cette moitié supérieure est limitée en bas par un rebord horizontal, perceptible à la palpation et situé à 3 travers de doigt au-dessus du pubis. Au-dessous de ce rebord, la vessie étant vidée, on constate que ce qui constitue le pédicule de la portion dure et rétractée de l'utérus est un sac mou sans consistance qui laisse aux zones supérieures une assez grande mobilité. Au toucher, très peu de caillots dans le vagin ; immédiatement au-dessus de l'orifice du col, on sent dans la cavité utérine des caillots, que l'on fait tomber dans le vagin en abaissant la partie supérieure globuleuse et dure de l'utérus. Evacuation des caillots et injection chaude daus le segment inférieur. L'hémorrhagie s'arrête, et on remarque alors que le fond de l'utérus n'est plus à l'ombilic, qu'il est maintenant à deux travers de doigt au-dessous. Mais cette partie supérieure de l'organe n'a pas changé de consistance : elle était dure, elle est restée dure.

D'après l'examen du délivre, le placenta semble s'être inséré partiellement sur le segment inférieur. En effet, d'un côté, il existe une distance de 34 cent. entre le bord placentaire et le bord libre des membranes au niveau de l'orifice qui a livré passage à l'enfant. De l'autre côté, la distance qui sépare le bord placentaire de l'orifice de membranes n'est que de 6 cent. De plus, de ce côté, des caillots recouvrent le bord correspondant du gâteau placentaire.

OBSERVATION XLVIII (Personnelle).

La nommée D... se présente à la Pitié le 4 décembre 1887. Primipare à terme. A 3 heures du matin, dilatation du col comme 50 centimes. Tout paraissant normal chez cette femme, on l'envoie chez une sage-femme agréée. Dilatation complète à 1 heure de l'après-midi. Accouchement à 3 heures 20 ; le délivre est expulsé peu après.

Bientôt perte sanguine de quantité moyenne, arrêtée par la sage-femme à l'aide d'injections vaginales chaudes. Peu après, le suintement sanguin se reproduit et dure jusqu'à 8 heures du soir. A 8 heures 1/2, la femme est pâle, elle a des étourdissements, des tendances à la syncope. La sage-femme vient demander du secours à l'hôpital. A 9 heures 1/4, on constate ce qui suit :

Face pâle, peau froide, pouls petit. Le ventre, examiné de suite, a les caractères suivants : le fond de l'utérus est très élevé, à 20 cent. au-dessus de la symphyse pubienne ; mais le globe sphérique qui constitue le corps est dur, rétracté, rénitent, un peu plus volumineux que le poing. Il est incliné vers l'hypochondre gauche, mais très

mobile sur ses attaches inférieures. En le prenant entre les deux
mains, on le transporte très aisément d'un flanc dans l'autre. Le globe
est limité en bas par un bord transversal, dur comme le reste de la
sphère ; au-dessous de ce bord transversal, on constate une mollesse
et une laxité remarquables des tissus sur une étendue de 4 travers de
doigt au-dessus de la symphysse.

Pas d'hémorrhagie externe à ce moment. Au toucher, on trouve sur
la paroi vaginale droite unthrombus du volume d'une mandarine.
Au-delà de ce thrombus, on trouve le col ; on pénètre dans le segment
inférieur et on y trouve une masse de caillots ; on en extrait à peu
près plein les deux mains. Pas d'écoulement de sang liquide. Injection chaude dans le segment inférieur. L'eau de ces injections fait
encore sortir quelques caillots ; en même temps, elle distend le
segment inférieur qu'on voit soulever la paroi abdominale antérieure,
comme ferait la vessie pleine. La pression sur le fond de l'utérus fait
à peine sortir l'eau de l'injection ; c'est en bas, au-dessus du pubis,
qu'il faut appuyer pour évacuer le liquide.

Au palper combiné avec le toucher, minceur extrême au niveau de
la paroi antérieure.

Le placenta était inséré près de l'orifice.

La malade a été transportée à l'hôpital, où elle a eu des suites de
couches heureuses. Ouverture spontanée, puis guérison du thrombus.
Sortie le 26 décembre 1887.

5° **Suites de couches**

OBSERVATION XLIX (Personnelle).

La nommée B..., âgée de 17 ans, est entrée le 8 mars 1887 dans le
service de M. le Dr Maygrier, à la Pitié.

Accouchement normal. Le lendemain, 9 mars, à 9 heures 1/2 du
matin, la vessie est pleine ; elle remonte à égale distance du pubis et
de l'ombilic ; le fond de l'utérus est à un travers de doigt au-dessus
de l'ombilic ; il est légèrement incliné à gauche.

Au toucher pratiqué avec deux doigts, on trouve le col assez haut,
mais cependant très accessible. Les doigts introduits dans le col,
aussi haut qu'on peut, ne rencontrent pas la moindre résistance, le

moindre changement d'épaisseur; ils n'atteignent pas la limite supérieure du canal cervico-utérin.

Après la miction, le fond de l'utérus est descendu à 2 travers de doigt au-dessous de l'ombilic ; au toucher, pratiqué avec l'index seulement, on trouve très facilement, au-dessus de l'orifice externe, une surface tomenteuse, annulaire, épaisse qui limite en haut la cavité du segment inférieur. Cet anneau offre maintenant une certaine résistance au doigt qui veut pénétrer plus avant dans la cavité utérine. L'orifice externe ne semble pas être très sensiblement plus bas qu'avant la fin de la miction.

Le lendemain, on retrouve les mêmes sensations. Le 11 mars, elles sont moins nettes. Le 12, les différences trouvées par la mensuration avant et après l'évacuation de la vessie sont insignifiantes.

OBSERVATION L (Personnelle).

La nommée G..., âgée de 28 ans, est entrée le 4 avril 1887 à la Pitié, service de M. le Dr Maygrier.

Luxation congénitale de la hanche gauche. Accouchement spontané à 9 heures 5 du soir.

Le lendemain, à 10 heures du matin, le fond de l'utérus est à l'ombilic ; l'organe est très mobile sur ses attaches vaginales. Il s'incline à droite quand on fait coucher la femme du côté droit, à gauche quand elle se couche du côté gauche. La vessie contient de l'urine ; elle remonte à égale distance du pubis et de l'ombilic.

Au toucher, il faut introduire le doigt dans le col à 7 cent. au-dessus de l'orifice externe pour trouver un bourrelet annulaire épais qui répond à la limite inférieure du globe utérin résistant. Cette mensuration a été faite en évaluant à l'aide de la perception tactile les rapports du bord libre de l'orifice externe avec les plis digito-palmaires. Cette façon de mesurer expose à une erreur de 1 cent. au plus.

Après la miction, l'utérus est sur la ligne médiane, beaucoup moins mobile qu'avant ; son fond se trouve à 2 travers de doigt au-dessous de l'ombilic.

Au toucher, on arrive très facilement sur l'anneau résistant signalé plus haut ; cet anneau est séparé de l'orifice externe par une distance de 4 cent.

La cavité du canal cervico-utérin a donc diminué de 3 cent. en hauteur, de 2 cent. au moins, en supposant une erreur de 1 cent. dans l'évaluation de ces longueurs.

Le soir on observe encore ces phénomènes. 24 heures après cette deuxième observation, on ne les retrouve plus distinctement.

INDEX BIBLIOGRAPHIQUE

BANDL. — Zum Verhalten des Collum am nicht schwangeren Uterus. Archiv. für Gynäkologie. Band XV, Heft 2.

— Ueber Ruptur der Gebärmutter und ihre Mechanik.
Vienne 1875.

— Sur la limite entre le corps et le col de l'utérus visible
sur la paroi abdominale chez les femmes en train d'ac-
coucher. Berlin. Klinische Wochenschrift, 15 nov. 1875.
n° 46, p. 628.

— Ueber das Verhalten des Uterus und der Cervix am
Ende der Schwangerschaft und während der Geburt. Arch.
f. G. Bd X, H. 2.

BARBOUR. — Sectional anatomy of labour. Edinburgh med. J.,1887.

BARNES (F). — Hourglass contraction of the uterus treated by ni-
trite d'amyle. British med. J., mars 1882.

BAYER. — Morphologie der Gebärmutter in gynäkologische Klinik,
von W. A. Freund. Strasbourg 1885.

— Ueber das untere Uterisegment. Centralblatt für Gynäkologie, 1 mai 1886.

BENCKISER ET HOFMEIER. — Contribution à l'anatomie de l'utérus
gravide. 1887.

BLANC. — Exploration clinique du segment inférieur. N^{elles} Archiv.
d'obst. et de gynéc., décembre 1887 et janv. 1888.

Braune. — Des rapports de l'utérus et du fœtus à la fin de la grossesse. Leipzig 1872.

Braxton Hicks et Goodhart. — On the deplacements of the uterus by the distension of the bladder. Transactions of the obst. Soc. of London, volume XVIII 1877, p. 194.

Charpentier. — Art. Rupture utérine, Dict. Jaccoud

—   Traité d'accouchements.

Cohn. — Opinions des auteurs allemands sur l'anatomie et la physiologie du segment inférieur de l'utérus pendant la grossesse et l'accouchement. N^{elles} arch. d'obst. et de gyn., 25 nov. 1886.

Delahaye. — Thèse Paris 1886.

Depaul. — Dilatation sacciforme. Clinique et Arch. Tocologie.

Doléris. — Rupture utérine. N^{elles} arch. d'obst. et de gyn., 25 mars 1886.

Duncan. — Note on two contrasted forms of weak labour. The obst. Journal, n° 59.

—   Mécanisme de l'accouchement. Trad. L. Budin.

Friedlander. — De la face interne de l'utérus. Arch. f. Gyn., vol. VI, n° 1.

Frommel (R). — Zur Ætiologie und Therapie der Uterusruptur. Zeitschrift für Geburtshülfe. Bd. V, H. 2.

Goodyear. — Contraction de l'utérus en forme de sablier pendant l'accouchement. Philadelphie Med. and surg. Reporter, janv. et fév. 1876.

Guyon. — Cavités de l'utérus à l'état de vacuité. Thèse Paris, 1858, N° 48.

Hart (B). — Contribution to the anatomy of the post partum uterus with special reference to placenta prævia. Edinburgh med. J., 1887.

Hart et Barbour. — Gynécologie.

Hélie et Chenantais. — Fibres de l'utérus gravide. Paris 1864.

Hergott. — Variétés de forme de la matrice pendant la grossesse et l'accouchement. Thèse Strasbourg, 1839.

Hofmeier. — Zur Lehre vom unteren Uterisegment. Centralblatt für Gynäk., 1885, N° 45.

— Entgegnung an Herrn Bayer. Centralbl. f. Gynäk., 22 mai 1886.

— Demonstration von Præparaten. Centralbl. f. Gynäk., N° 30, 1886.

— Contractions Verhältnisse des kreisenden Uterus. Zeitschrift f. G., 1881.

Hosmer. — A particuliar condition of the cervix uteri which is found in certain cases of dystocia. Boston med. an surg. J., 21 mars 1878.

Imbert. — Thèse doct. Paris, 1887.

Johnson. — Contraction de l'utérus en forme de sablier pendant l'accouchement. Philadelphie medical and surg. Reporter, janv. et fév. 1876.

Kuestner. — Beitrag zur Anatomie der Cervix Uteri während der Schwangerschaft und der Wochenbetter. Arch. f. Gyn., B. XII, H. 3.

Labat. — Annales de gynécologie, T. 14, p 52.

Lahs. — Was heisst « unteres Uterisegment? » Arch. f. Gyn., Bd XXIII.

Langhans et P. Mueller. — Weitere anatomische Beiträge zur Frage vom Verhalten der Cervix während der Schwangerschaft. Arch. f. Gynäk., Bd XIV, H. 2.

Lusk. — Traité d'accouchement. Trad. Doléris.

Macdonald. — On the nature and mechanism of spontaneous rupture of the uterus in its cervical portion. Edinburgh med. J., sept. 1877.

MARCHAND. — Noch einmal das Verhalten der Cervix Uteri in der Schwangerschaft. Arch. f. Gyn., B. XV, H 2.

MARTIN. — Das Verhalten der Cervix Uteri während der letzten Schwangerschaftsmonaten. Zeitschrift. f. G. B. 1, H. 14. Stuttgart 1877.

MUELLER (P.). — Anatomischer Beitrag zur Frage vom Verhalten der Cervix während der Schwangerschaft. Arch. f. Gyn.. B. XIII., H. I.

— Untersuchung über die ¡Verkürzung der vaginal Portion in den letzten monaten der Gravidität. Würzbourg. 1868.

NÆGELE ET GRENSER. — Traité d'accouchement.

PINARD. — Art. Grossesse, Dict. Dechambre.

— Semaine médicale, 1886.

RUGE. — Ueber die Contractionen des Uterus in anatomischer und klinischer Beziehung. Zeitschrift für G., Bd V, H. 2.

SÆNGER. — Zum anatomischen Beweis für die Erhaltung der Cervix in der Schwangerschaft. Arch. f. Gyn., Bd XIV, H. 3.

SCHATZ. — Ueber das os uteri internum. Arch. f. G., B. XXII, H. 1.

— Contraction utérine périodique de la grossesse et formation du segment inférieur. N^{elles} arch. d'obst., janv. 1887.

SCHRŒDER. — Accouchement. 1875.

— Lehrbuch der Geburtshülfe. 1886.

— Hofmeier, Ruge, Stratz. Der schwangere und kreissende Uterus. Bonn, Cohen et fils 1886.

SIMPSON. — OEuvres obst. Trad. Chantreuil.

STAPFER. — Variations quotidiennes du degré d'engagement de l'utérus gravide pendant les derniers mois. Arch. Tocologie, 1887.

TARNIER ET CHANTREUIL. — Traité d'accouchements.

Demelin   9

THIEDE. — Ueber das Verhältniss der Cervix Uteri zum Uterinsegment. Zeitschrift für G. B. IV, H. 2.

TOURNEUX ET HERMANN. — Art. Uterus, Dict. Dechambre.

VARNIER. — Annales de gynécologie. 1887.

WALDEYER. — Medianschnitt einer Hochschwangeren bei Steisslage des Fötus, nebst Bemerkungen über die Lage-und Formverhältnisse des Uterus gravidus nach Längs-und Querschnitten. Bonn 1886.

WERTHEIMER. — Art. Uterus, Dict. Dechambre.

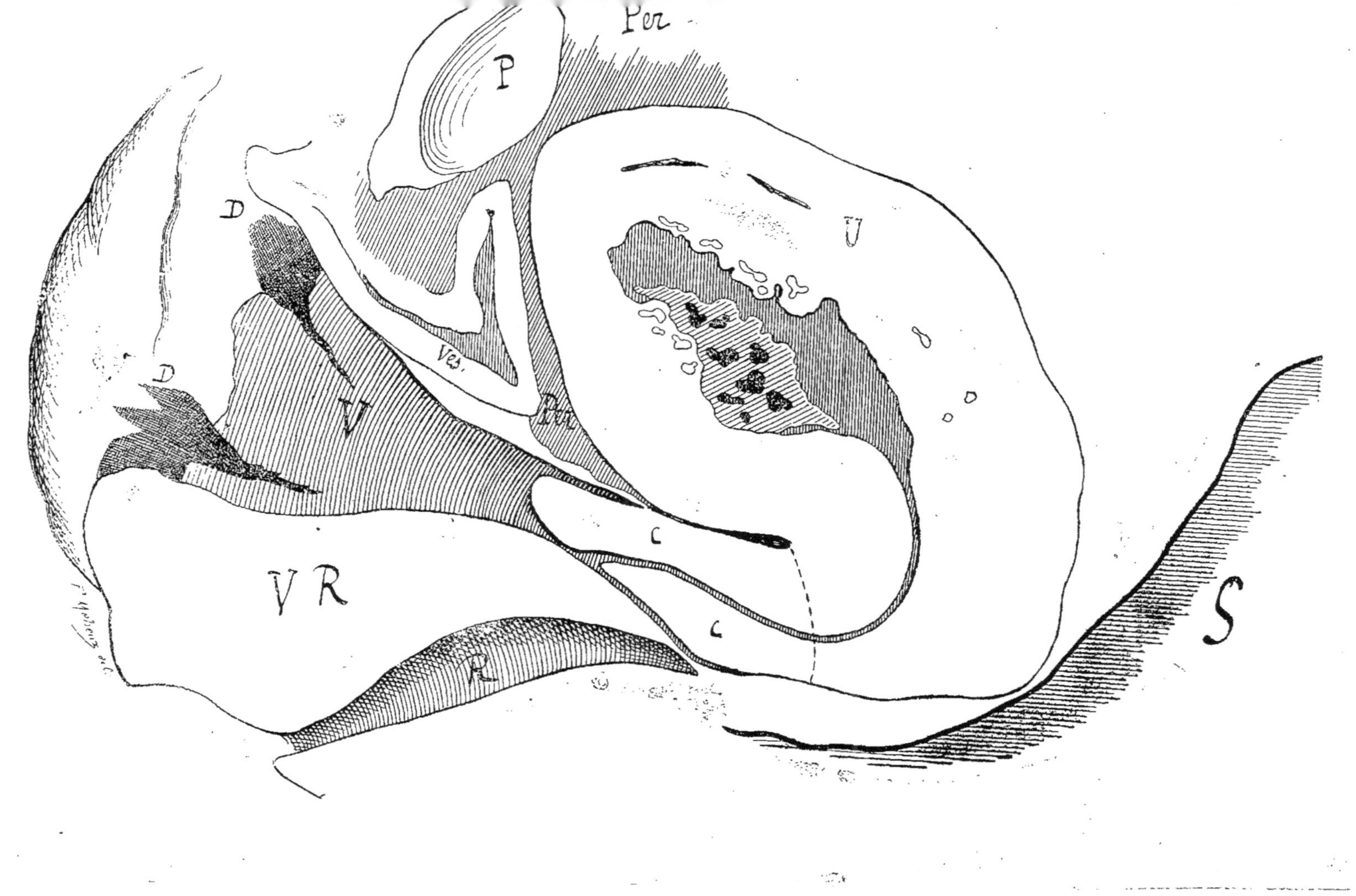

Po.
P
U
V
VR
Fu.
Veg.
R
S

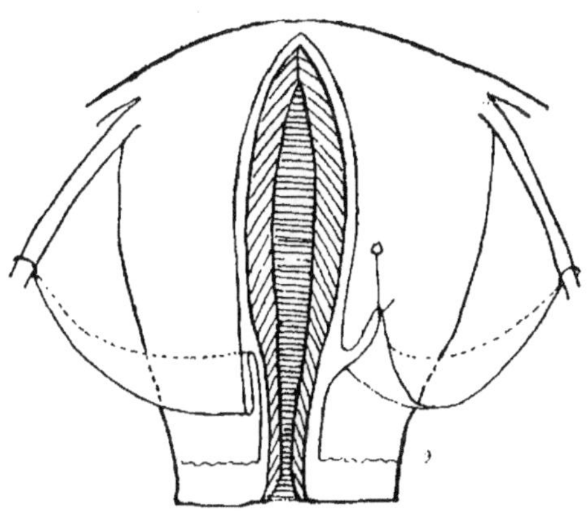

Utérus un mois après l'accouchement à terme. —
1/2 grandeur. — Face antérieure incisée longitu-
dinalement. — Repli péritonéal.

TABLE DES MATIÈRES

Paris. — Typ. A. PARENT, A. DAVY succ., imp. de la Faculté de médecine,
52. rue Madame et rue Corneille. 9

IMPRIMERIE DE LA FACULTÉ DE MÉDECINE